XXL Diabetes Kochbuch & Ratgeber für Anfänger

Über 100 einfache Rezepte - Der ultimative Ratgeber für Einsteiger zur effektiven Diabetes-Bewältigung | Inkl. Wochenplan & Nährwertinfos

Emil Becker

Inhaltsverzeichnis

EXTRA BONUS

Wir haben eine besondere Überraschung für euch in unserem Buch!

Dieser zusätzliche Bonus ist darauf ausgelegt, euch noch direktere und unmittelbarere Werkzeuge zu bieten, um den Alltag mit Diabetes anzugehen, und ergänzt perfekt die Informationen, die ihr im Hauptbuch findet. 📚✨

Um auf euren Bonusinhalt zuzugreifen, scrollt einfach bis zum Ende und scannt den QR-CODE

Einführung

Verstehen wir zunächst, was Diabetes ist – eine Reise, die weit über die bloße Definition einer Krankheit hinausgeht. Diabetes mellitus, oft einfach als Diabetes bezeichnet, ist eine komplexe und facettenreiche Störung des Stoffwechsels, die den Körper daran hindert, Glukose effektiv zu verarbeiten. Diese Unfähigkeit, Zucker als Energiequelle zu nutzen, führt zu einer Anhäufung von Glukose im Blut, was langfristig zu einer Vielzahl von Gesundheitsproblemen führen kann.

Die Wurzeln des Diabetes reichen tief in die Geschichte der Menschheit zurück, doch nie zuvor war sein Einfluss so allgegenwärtig wie in unserer modernen Gesellschaft. Mit dem Aufkommen verarbeiteter Lebensmittel, einer Zunahme sitzender Lebensweisen und einer Bevölkerung, die älter wird, sehen wir einen beispiellosen Anstieg der Diabetesfälle weltweit. Es ist eine Herausforderung, die eine tiefgreifende Kenntnis nicht nur der Krankheit selbst, sondern auch der psychologischen, sozialen und ökonomischen Faktoren erfordert, die sie umgeben.

Diabetes tritt in verschiedenen Formen auf, wobei Typ-1- und Typ-2-Diabetes die häufigsten sind. Typ-1-Diabetes ist eine Autoimmunerkrankung, bei der der Körper die Insulin produzierenden Zellen in der Bauchspeicheldrüse angreift und zerstört. Typ-2-Diabetes hingegen entwickelt sich meist über Jahre hinweg und wird oft durch Lebensstilfaktoren wie Übergewicht und mangelnde Bewegung beeinflusst. Es gibt auch gestationsbedingten Diabetes, der während der Schwangerschaft auftritt und in der Regel nach der Geburt verschwindet, allerdings das Risiko für Typ-2-Diabetes in späteren Lebensphasen erhöht.

Der Umgang mit Diabetes erfordert eine ganzheitliche Betrachtung des Menschen und seines Lebensumfelds. Es ist nicht nur eine Frage der Blutzuckerkontrolle durch Medikamente oder Insulininjektionen. Vielmehr geht es um eine umfassende Lebensstiländerung, die eine gesunde Ernährung, regelmäßige Bewegung und ein tiefes Verständnis für die eigenen Körperreaktionen einschließt. Diese Reise ist persönlich und individuell, da jeder Mensch auf unterschiedliche Behandlungsformen und Lebensstiländerungen unterschiedlich reagiert.

In dieser Einführung wollen wir die Brücke schlagen zwischen der wissenschaftlichen Betrachtung des Diabetes und dem menschlichen Erleben dieser Bedingung. Es geht darum, ein Licht auf die Schatten zu werfen, die Diabetes über das Leben der Betroffenen und ihrer Familien wirft, und gleichzeitig den Weg für Hoffnung und positive Veränderungen zu ebnen. Diabetes ist nicht nur eine klinische Diagnose; es ist ein Lebenswandel, der eine Reise der Selbstentdeckung, des Lernens und der Anpassung erfordert.

Die Erfahrung lehrt, dass der Umgang mit Diabetes nicht mit Einschränkungen gleichgesetzt werden muss, sondern vielmehr eine Gelegenheit bieten kann, zu einem gesünderen und bewussteren Lebensstil zu finden. Durch die Auseinandersetzung mit dieser Krankheit können Menschen oft eine Stärke und Entschlossenheit in sich entdecken, von der sie nicht wussten, dass sie sie besitzen.

So beginnt unsere Reise mit einem umfassenden Verständnis dessen, was Diabetes ist – eine Herausforderung, sicher, aber auch eine Chance. Eine Chance, das Leben neu zu bewerten, Prioritäten zu setzen und letztendlich eine höhere Lebensqualität zu erreichen. Es ist eine Reise, die Mut, Engagement und das Streben nach Wissen erfordert. Und es ist eine Reise, die wir gemeinsam antreten werden, Schritt für Schritt, mit dem Ziel, ein erfülltes Leben mit Diabetes zu führen.

Kapitel 1: Einführung in die Reise mit Diabetes

Verständnis von Diabetes

Die Reise mit Diabetes zu beginnen, bedeutet, sich auf ein tiefes Verständnis dieser Bedingung einzulassen, das weit über die klinische Definition hinausgeht. Es ist eine Erkundung, die sowohl die biologischen Mechanismen als auch die emotionalen und sozialen Auswirkungen, die diese Krankheit mit sich bringt, umfasst. Diabetes ist nicht nur eine Störung des Blutzuckerspiegels; es ist eine Lebensweise, die Anpassungen, Verständnis und vor allem Wissen erfordert.

Wenn wir Diabetes betrachten, sehen wir eine Krankheit, die durch die Unfähigkeit des Körpers charakterisiert ist, Glukose effektiv zu metabolisieren. Diese Störung führt dazu, dass Glukose im Blutstrom verbleibt, anstatt in die Zellen transportiert zu werden, wo sie als Energiequelle dient. Die Folgen eines unkontrollierten Blutzuckerspiegels sind weitreichend und können zu ernsthaften gesundheitlichen Komplikationen führen, einschließlich Herzkrankheiten, Nierenschäden, Sehverlust und einer Reihe anderer Zustände.

Doch was bedeutet es wirklich, mit Diabetes zu leben? Es bedeutet, eine ständige Achtsamkeit gegenüber den eigenen Körperreaktionen zu entwickeln, zu lernen, wie bestimmte Lebensmittel und Aktivitäten den Blutzuckerspiegel beeinflussen, und Strategien zu entwickeln, um diese Effekte zu managen. Es bedeutet auch, mit den emotionalen Herausforderungen umzugehen, die mit dieser Diagnose einhergehen können, einschließlich Angst, Frustration und manchmal auch Verleugnung.

Die Reise beginnt jedoch mit dem Verständnis. Verstehen, dass Diabetes, obwohl er eine ernsthafte und lebenslange Bedingung ist, durchaus handhabbar ist. Die moderne Medizin hat Fortschritte gemacht, die es Menschen mit Diabetes ermöglichen, lange und erfüllte Leben zu führen. Von Insulintherapien bis hin zu modernen Glukosemonitoren, die Technologie hat die Art und Weise, wie Diabetes gemanagt wird, revolutioniert, und bietet Individuen Werkzeuge, die eine präzisere und weniger invasive Verwaltung ihrer Bedingung ermöglichen.

Darüber hinaus ist das Verständnis von Diabetes untrennbar mit der Ernährung verbunden. Die Wahl der Nahrungsmittel, die Art, wie sie zubereitet und konsumiert werden, spielt eine entscheidende Rolle im Management des Diabetes. Es geht nicht darum, sich selbst zu beschränken, sondern eher um das Erlernen, wie man eine ausgewogene und nahrhafte Diät gestaltet, die den Blutzuckerspiegel stabil hält, ohne auf Genuss verzichten zu müssen.

Nachdem wir nun ein tiefes Verständnis für die Natur des Diabetes entwickelt haben, ist es an der Zeit, unseren Blick auf den proaktiven Ansatz zur Verwaltung dieser Bedingung zu richten. Die Bewältigung von Diabetes erfordert mehr als nur die Anpassung an medizinische Richtlinien; es geht darum, eine aktive Rolle in der Pflege der eigenen Gesundheit zu übernehmen. Dieser Abschnitt widmet sich den Strategien, die Individuen befähigen, ihre Gesundheit in die eigenen Hände zu nehmen und ein Leben zu führen, das nicht von Diabetes beherrscht wird, sondern in dem Diabetes eine beherrschbare Komponente eines vollen, reichen Lebens ist.

Ein proaktiver Ansatz zur Diabetesverwaltung beginnt mit der Bildung. Wissen ist Macht, besonders wenn es um die Bewältigung einer chronischen Krankheit geht. Es ist entscheidend, sich über die neuesten Behandlungsmöglichkeiten, Ernährungsrichtlinien und Technologien zu informieren, die das Leben mit Diabetes erleichtern können. Doch Bildung allein ist nicht genug. Es geht darum, dieses Wissen in praktische, alltagstaugliche Maßnahmen umzusetzen, die den Blutzuckerspiegel stabil halten, die Risiken von Komplikationen minimieren und die Lebensqualität verbessern.

Ein weiterer Schlüsselaspekt eines proaktiven Ansatzes ist die Selbstbeobachtung. Moderne Technologien wie kontinuierliche Glukosemessgeräte (CGMs) und Insulinpumpen haben die Art und Weise, wie Menschen ihren Diabetes managen, revolutioniert. Durch regelmäßige Überwachung können individuelle Muster im Blutzuckerspiegel identifiziert und entsprechende Anpassungen in der Ernährung, im Bewegungsverhalten und in der Medikation vorgenommen werden. Selbstbeobachtung ermöglicht es auch, die Auswirkungen von Stress, Schlaf und anderen Lebensstilfaktoren auf den Diabetes zu verstehen und entsprechend zu handeln.

Die Selbstpflege ist ebenfalls ein wesentlicher Bestandteil des proaktiven Managements von Diabetes. Dazu gehört nicht nur die körperliche Pflege durch regelmäßige Bewegung und eine gesunde Ernährung, sondern auch die emotionale und psychologische Unterstützung. Diabetes kann eine Quelle ständiger Sorge sein, und es ist wichtig, Strategien zu entwickeln, um mit Stress und Angst umzugehen. Ob durch Meditation, Yoga, Gespräche mit Freunden oder professionelle psychologische Hilfe – die Pflege des emotionalen Wohlbefindens ist entscheidend für die erfolgreiche Bewältigung von Diabetes.

Schließlich spielt die Gemeinschaft eine zentrale Rolle in einem proaktiven Diabetes-Management-Ansatz. Die Unterstützung durch Familie, Freunde und andere Betroffene kann einen enormen Unterschied machen. Gemeinschaftliche Ressourcen wie Selbsthilfegruppen und Online-Foren bieten nicht nur praktische Tipps und moralische Unterstützung, sondern auch das Gefühl der Zugehörigkeit und des Verstandenwerdens. In einer solchen Gemeinschaft Erfahrungen auszutauschen, kann inspirieren und motivieren, die täglichen Herausforderungen von Diabetes zu meistern.

Indem wir einen proaktiven Ansatz zur Verwaltung von Diabetes verfolgen, nehmen wir nicht nur unsere Gesundheit in die eigene Hand, sondern gestalten auch ein Leben, das durch Hoffnung, Stärke und das unerschütterliche Bestreben nach Wohlbefinden definiert ist. Es ist eine Reise, die Engagement, Anpassungsfähigkeit und vor allem den Glauben an sich selbst erfordert. Mit den richtigen Werkzeugen, der Unterstützung der Gemeinschaft und einem unerschütterlichen Willen können diejenigen, die mit Diabetes leben, nicht nur überleben, sondern gedeihen.

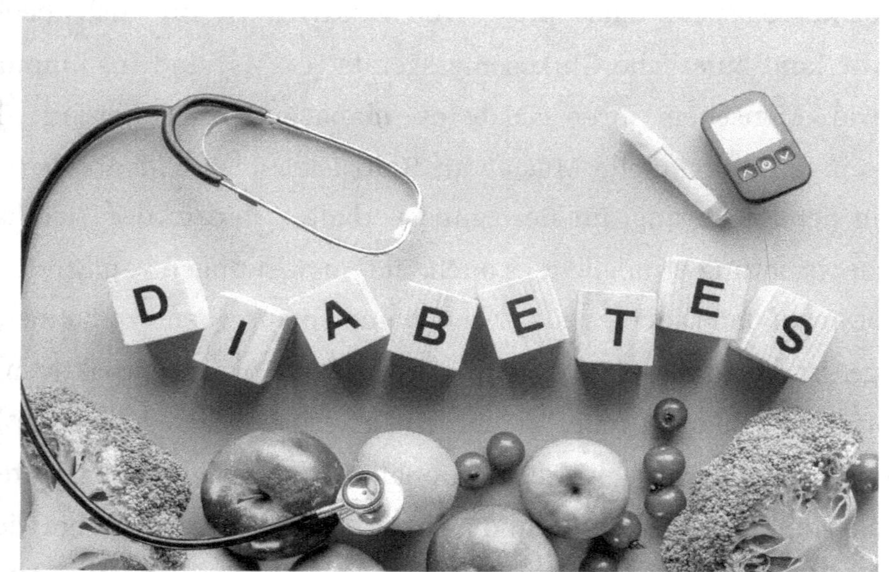

Kapitel 2: Die entscheidende Rolle der Ernährung

Prinzipien einer ausgewogenen Ernährung

In der Welt des Diabetesmanagements spielt die Ernährung eine Rolle, die so entscheidend ist, dass sie nicht überbewertet werden kann. Eine ausgewogene Ernährung ist das Fundament, auf dem ein gesundes Leben mit Diabetes errichtet wird. Sie ist der Schlüssel, der es ermöglicht, den Blutzuckerspiegel im Gleichgewicht zu halten, das Gewicht zu kontrollieren und das Risiko von diabetesbezogenen Komplikationen zu minimieren. Doch was genau bedeutet es, sich ausgewogen zu ernähren, besonders für jemanden, der mit Diabetes lebt?

Eine ausgewogene Ernährung geht über die einfache Auswahl gesunder Lebensmittel hinaus. Sie umfasst die Harmonie und das Gleichgewicht zwischen den verschiedenen Nährstoffen, die unser Körper benötigt, um optimal zu funktionieren. Es geht darum, Kohlenhydrate, Proteine und Fette in einer Weise zu kombinieren, die den Körper nährt, ohne den Blutzuckerspiegel unnötig zu beeinflussen.

Kohlenhydrate spielen eine zentrale Rolle in der Ernährung eines Diabetikers, da sie den Blutzuckerspiegel direkt beeinflussen. Doch nicht alle Kohlenhydrate sind gleich. Komplexe Kohlenhydrate, wie sie in Vollkornprodukten, Hülsenfrüchten und einigen Gemüsesorten vorkommen, werden langsamer verdaut und führen zu einem langsameren und gleichmäßigeren Anstieg des Blutzuckerspiegels. Einfache Kohlenhydrate hingegen, gefunden in zuckerhaltigen Snacks und verarbeiteten Lebensmitteln, sollten vermieden werden, da sie zu schnellen Blutzuckerspitzen führen können.

Proteine sind ebenfalls ein wichtiger Bestandteil einer ausgewogenen Ernährung. Sie helfen, den Hunger zu kontrollieren, indem sie ein Sättigungsgefühl vermitteln und sind entscheidend für die Erhaltung und den Aufbau von Muskelmasse. Der Verzehr von hochwertigen Proteinquellen, wie magerem Fleisch, Fisch, Hülsenfrüchten und Nüssen, unterstützt den Körper dabei, effizient zu arbeiten und fördert die Regulierung des Blutzuckerspiegels.

Fette wurden lange Zeit fälschlicherweise verteufelt, doch in Wirklichkeit sind sie ein essentieller Bestandteil einer gesunden Ernährung. Die Schlüsselbotschaft hier ist die Auswahl der richtigen Arten von Fetten. Ungesättigte Fette, wie sie in Avocados, Nüssen, Samen und Olivenöl vorkommen, können helfen, das Risiko von Herzkrankheiten zu reduzieren, ein besonderes Anliegen für Menschen mit Diabetes. Gesättigte Fette und Transfette hingegen sollten minimiert werden.

Neben der Auswahl der richtigen Nährstoffe kommt es auch auf das richtige Maß an. Portionen zu kontrollieren ist entscheidend, um Übergewicht zu vermeiden und den Blutzuckerspiegel im Gleichgewicht zu halten. Dies bedeutet nicht, dass Mahlzeiten karg oder unbefriedigend sein müssen, sondern dass ein bewusstes Bewusstsein für die Menge an Nahrung, die wir konsumieren, entwickelt werden muss.

Ebenso wichtig wie die Nahrungsauswahl ist das Timing der Mahlzeiten. Regelmäßige Mahlzeiten helfen, den Blutzuckerspiegel stabil zu halten und Heißhungerattacken zu vermeiden. Für Menschen mit Diabetes kann das Einhalten eines konsistenten Essensplans den Unterschied zwischen einem gut verwalteten Zustand und einem, der schwer zu kontrollieren ist, bedeuten.

Eine ausgewogene Ernährung zu pflegen, bedeutet auch, Flexibilität und Moderation zu üben. Es geht nicht darum, bestimmte Lebensmittel vollständig zu verbieten, sondern darum, ein Gleichgewicht zu finden, das Genuss und Gesundheit miteinander vereint. Indem wir lernen, auf unseren Körper zu hören und die Signale zu erkennen, die er uns sendet, können wir eine Ernährungsweise entwickeln, die nicht nur unseren Blutzuckerspiegel, sondern auch unsere Lebensfreude nährt.

Lebensmitteletiketten entschlüsseln

Nachdem die Prinzipien einer ausgewogenen Ernährung dargelegt wurden, ist es von entscheidender Bedeutung, sich auf das nächste wesentliche Element einer effektiven Diabetesverwaltung zu konzentrieren: das Entschlüsseln von Lebensmitteletiketten. In einer Welt, in der Lebensmittel zunehmend verarbeitet werden und die Regale der Supermärkte mit Produkten überflutet sind, die eine Vielzahl von Zusatzstoffen, Konservierungsmitteln und künstlichen Zutaten enthalten, ist das Verständnis der Informationen auf Lebensmitteletiketten mehr als nur eine Fähigkeit – es ist eine Notwendigkeit.

Lebensmitteletiketten dienen als Fenster in die Zusammensetzung der Nahrungsmittel, die wir konsumieren, und bieten uns wertvolle Einblicke in ihren Nährwert, ihre Inhaltsstoffe und ihre Auswirkungen auf unseren Blutzuckerspiegel. Sie zu verstehen, ermöglicht es Menschen mit Diabetes, fundierte Entscheidungen über ihre Ernährung zu treffen und Lebensmittel zu wählen, die ihre Gesundheitsziele unterstützen, statt sie zu untergraben.

Der Schlüssel zum Entschlüsseln von Lebensmitteletiketten liegt im Verständnis der verschiedenen Abschnitte und Angaben, die üblicherweise auf ihnen zu finden sind. An vorderster Front steht die Nährwerttabelle, die Informationen über Kalorien, Kohlenhydrate, Fette, Eiweiße sowie Vitamine und Mineralstoffe liefert. Für Menschen mit Diabetes ist es besonders wichtig, auf den Gesamtkohlenhydratgehalt zu achten, einschließlich der darin enthaltenen Zuckermenge, da diese Werte direkt den Blutzuckerspiegel beeinflussen.

Neben den Nährwertangaben ist die Zutatenliste ein entscheidendes Element, das Aufschluss über die Qualität und Natürlichkeit der Lebensmittel gibt. Zutaten werden in der Reihenfolge ihres Gewichts aufgeführt, wobei die Hauptbestandteile zuerst kommen. Ein tieferes Verständnis dafür, welche Zutaten vermieden werden sollten – wie hohe Fructose-Maissirup, künstliche Süßstoffe und Transfette – kann Menschen mit Diabetes dabei helfen, gesündere Lebensmittelentscheidungen zu treffen.

Das Entschlüsseln von Lebensmitteletiketten erfordert auch ein Bewusstsein für versteckte Zuckerquellen und Kohlenhydrate. Viele Lebensmittel, die auf den ersten Blick gesund erscheinen, können tatsächlich erhebliche Mengen an zugesetzten Zuckern enthalten, die in verschiedenen Formen und Namen auftreten, wie Dextrose, Maltose, Saccharose und andere. Indem man lernt, diese versteckten Zucker zu identifizieren, kann man besser steuern, wie viel Zucker man tatsächlich konsumiert.

Darüber hinaus ist es wichtig, sich mit Portionsgrößen und deren Relevanz für den täglichen Nährstoffbedarf vertraut zu machen. Oftmals können die auf den Etiketten angegebenen Portionen kleiner sein als das, was man üblicherweise konsumiert, was zu einer Unterschätzung der aufgenommenen Kalorien und Kohlenhydrate führen kann. Ein bewusstes Auge für Portionsgrößen ermöglicht eine genauere Überwachung der Nahrungsaufnahme und unterstützt ein wirksames Diabetesmanagement

1. **Zuckerhaltige Getränke**: Limonaden, Fruchtsäfte mit hohem Zuckerzusatz und Energy-Drinks können den Blutzuckerspiegel schnell in die Höhe treiben.

2. **Weißbrot, weiße Nudeln und Reis**: Diese raffinierten Kohlenhydrate haben eine ähnliche Wirkung auf den Blutzuckerspiegel wie reiner Zucker.

3. **Verarbeitete Snacks**: Chips, Kekse und andere verarbeitete Snacks sind oft reich an ungesunden Fetten, Zucker und Salz.

4. **Frittierte Lebensmittel**: Pommes Frites, frittierte Hähnchenteile und andere frittierte Lebensmittel enthalten Transfette und gesättigte Fette.

5. **Vollfett-Milchprodukte**: Produkte wie Vollmilch, Sahne und Käse mit hohem Fettgehalt können den Cholesterinspiegel negativ beeinflussen.

6. **Süßigkeiten und Gebäck**: Kuchen, Schokolade und Süßwaren sind reich an Zucker und gesättigten Fetten.

7. **Fast Food**: Oft reich an Kalorien, Fett und Salz, was die Blutzuckerkontrolle erschwert.

8. **Alkoholische Getränke in Übermaß**: Alkohol kann die Blutzuckerwerte beeinflussen und die Kalorienzufuhr erhöhen.

Lebensmittel zu bevorzugen

1. **Vollkornprodukte**: Vollkornbrot, -nudeln und -reis sind reich an Ballaststoffen, die helfen, den Blutzuckerspiegel zu stabilisieren.

2. **Frisches Gemüse**: Besonders grünes Blattgemüse wie Spinat und Grünkohl sind nährstoffreich und haben einen niedrigen glykämischen Index.

3. **Hülsenfrüchte**: Linsen, Bohnen und Erbsen sind gute Proteinquellen und reich an Ballaststoffen.

4. **Frisches Obst in Maßen**: Wählen Sie Früchte mit einem niedrigen bis mittleren glykämischen Index wie Beeren, Äpfel und Birnen.

5. **Mageres Protein**: Hühnchen, Truthahn, Fisch und pflanzliche Proteinquellen wie Tofu unterstützen die Muskelgesundheit ohne den Blutzuckerspiegel zu sehr zu beeinflussen.

6. **Gesunde Fette**: Avocados, Nüsse, Samen und Olivenöl enthalten ungesättigte Fette, die herzgesund sind.

7. **Milchprodukte mit niedrigem Fettgehalt**: Joghurt, Milch und Käse in fettarmen Varianten bieten Kalzium und Protein ohne zu viel gesättigtes Fett.

8. **Wasser und ungesüßte Getränke**: Diese helfen, hydriert zu bleiben, ohne den Blutzuckerspiegel zu beeinflussen.

Tag	Frühstück	Mittagessen	Abendessen	Snack
1	Gemüse-Omelett mit Kräutern	Linsensalat mit frischen Kräutern	Linsensalat mit geröstetem Gemüse	Knusprige Kichererbsen
2	Apfel-Zimt-Haferbrei	Gurken-Radieschen-Carpaccio mit Dill	Zucchini-Spaghetti mit Avocado-Pesto	Gemüsesticks mit Hummus
3	Griechischer Joghurt mit Beeren und Mandeln	Kichererbsen-Tomaten-Salat mit Basilikum	Quinoa-Salat mit Kichererbsen	Avocado-Boote mit Tomaten und Mozzarella
4	Quinoa-Fruchtsalat	Zucchini-Nudeln mit Pesto aus Rucola und Walnüssen	Geröstete Kürbissuppe	Gurken-Hummus-Röllchen
5	Avocado-Ei-Salat	Gemischter Beeren-Salat mit Minze	Gerösteter Blumenkohl mit Kurkuma-Quinoa	Cottage Cheese mit Kirschtomaten und Basilikum
6	Vollkorn-Toast mit Erdnussbutter und Banane	Avocado-Ei-Salat mit Senfdressing	Spinat-Avocado-Salat mit Himbeerdressing	Gefrorene Joghurt-Beeren-Bites
7	Gemüse-Rührei	Gurken-Avocado-Salat mit Dill	Gedämpfter Lachs mit Dill-Gurken-Salat	Apfel-Zimt-Chips
8	Haferflocken-Proteinriegel	Kichererbsen-Tabouleh	Kichererbsen-Spinat-Salat mit Zitronendressing	Joghurt-Beeren-Tassen
9	Quinoa-Müsliriegel mit Beeren	Linsensalat mit gerösteter Paprika	Gefüllte Paprikaschoten mit Quinoa und Gemüse	Mandel-Joghurt mit Chiasamen
10	Grüner Smoothie mit Banane und Spinat	Bunter Quinoasalat mit Mango und Spinat	Zucchini-Nudeln mit Tomaten-Basilikum-Sauce	Sellerie- und Karottensticks mit Erdnussbutter
11	Chia-Pudding mit Kokosmilch und Mango	Kühler Linsen-und-Gemüse-Salat	Gemüse-Curry mit Kokosmilch	Geröstete Kürbiskerne mit Sojasauce

12	Gemüse-Omelett mit Kräutern	Hähnchenbrust mit Avocado-Salsa	Linsensalat mit geröstetem Gemüse	Knusprige Kichererbsen
13	Apfel-Zimt-Haferbrei	Quinoa-Spinat-Salat mit Feta	Zucchini-Spaghetti mit Avocado-Pesto	Gemüsesticks mit Hummus
14	Griechischer Joghurt mit Beeren und Mandeln	Mediterraner Kichererbsen-Salat	Quinoa-Salat mit Kichererbsen	Avocado-Boote mit Tomaten und Mozzarella
15	Quinoa-Fruchtsalat	Lachsfilet mit Senf-Dill-Sauce	Geröstete Kürbissuppe	Gurken-Hummus-Röllchen
16	Avocado-Ei-Salat	Bunter Gemüsewrap	Gerösteter Blumenkohl mit Kurkuma-Quinoa	Cottage Cheese mit Kirschtomaten und Basilikum
17	Vollkorn-Toast mit Erdnussbutter und Banane	Erbsen-Minz-Suppe (kalt serviert)	Spinat-Avocado-Salat mit Himbeerdressing	Gefrorene Joghurt-Beeren-Bites
18	Gemüse-Rührei	Vollkorn-Pasta-Salat mit geröstetem Gemüse	Gedämpfter Lachs mit Dill-Gurken-Salat	Apfel-Zimt-Chips
19	Haferflocken-Proteinriegel	Kühler Brokkoli-und-Mandelsalat	Kichererbsen-Spinat-Salat mit Zitronendressing	Joghurt-Beeren-Tassen
20	Quinoa-Müsliriegel mit Beeren	Karotten-Linsen-Patties	Gefüllte Paprikaschoten mit Quinoa und Gemüse	Mandel-Joghurt mit Chiasamen
21	Grüner Smoothie mit Banane und Spinat	Gurken-Radieschen-Schiffchen mit Frischkäse	Zucchini-Nudeln mit Tomaten-Basilikum-Sauce	Sellerie- und Karottensticks mit Erdnussbutter
22	Chia-Pudding mit Kokosmilch und Mango	Mediterraner Quinoa-Salat	Gemüse-Curry mit Kokosmilch	Geröstete Kürbiskerne mit Sojasauce
23	Gemüse-Omelett mit Kräutern	Avocado-Carpaccio mit Rucola und Parmesan	Linsensalat mit geröstetem Gemüse	Knusprige Kichererbsen
24	Apfel-Zimt-Haferbrei	Geräucherter Forellen-Salat mit Apfel und Fenchel	Zucchini-Spaghetti mit Avocado-Pesto	Gemüsesticks mit Hummus

25	Griechischer Joghurt mit Beeren und Mandeln	Gemüse-Tatar mit Avocado	Quinoa-Salat mit Kichererbsen	Avocado-Boote mit Tomaten und Mozzarella
26	Quinoa-Fruchtsalat	Portobello-Pilze mit Ziegenkäse und Walnusskruste	Geröstete Kürbissuppe	Gurken-Hummus-Röllchen
27	Avocado-Ei-Salat	Gebackener Butternut-Kürbis mit Feta und Granatapfel	Spinat-Avocado-Salat mit Himbeerdressing	Cottage Cheese mit Kirschtomaten und Basilikum
28	Vollkorn-Toast mit Erdnussbutter und Banane	Rote Bete Carpaccio mit Walnuss-Dressing	Gedämpfter Lachs mit Dill-Gurken-Salat	Gefrorene Joghurt-Beeren-Bites

Einkaufsliste

Früchte
- Äpfel
- Bananen
- Verschiedene Beeren (Erdbeeren, Blaubeeren, Himbeeren, Brombeeren)
- Zitronen
- Mangos

Gemüse
- Verschiedene Blattgemüse (Spinat, Rucola, gemischter Salat)
- Gurken
- Radieschen
- Karotten
- Sellerie
- Tomaten und Kirschtomaten
- Zucchini
- Paprika (verschiedene Farben)
- Süßkartoffeln
- Brokkoli
- Blumenkohl
- Rote Bete
- Kürbis (Butternut, Hokkaido)
- Avocados
- Auberginen
- Frische Kräuter (Dill, Basilikum, Minze, Petersilie, Koriander)
- Knoblauch
- Zwiebeln
- Ingwer

Milchprodukte und Eier
- Griechischer Joghurt (natur)
- Feta-Käse
- Ziegenkäse
- Eier

- Cottage Cheese

Fleisch und Fisch

- Hähnchenbrust
- Lachsfilets
- Geräucherte Forelle

Pflanzliche Proteine

- Tofu
- Edamame
- Kichererbsen (Dosen oder trocken)
- Linsen (rot, grün)
- Quinoa

Nüsse, Samen und Trockenfrüchte

- Mandeln
- Walnüsse
- Chiasamen
- Kürbiskerne
- Datteln
- Mandelbutter

Getreide

- Vollkornbrot
- Haferflocken
- Vollkorn-Pasta

Öle, Essige und Gewürze

- Olivenöl
- Kokosmilch
- Balsamico-Essig
- Sojasauce
- Honig oder Agavendicksaft
- Verschiedene Gewürze (Kurkuma, Zimt, Meersalz, Pfeffer, etc.)

Snacks und Zusätze

- Hummus
- Dunkle Schokolade (mindestens 70% Kakao)
- Gefrorene Beeren für Smoothies

Kapitel 4: XXL-Rezepte für jede Gelegenheit

Frühstück

Energiegeladene Optionen

Gemüse-Omelett mit Kräutern

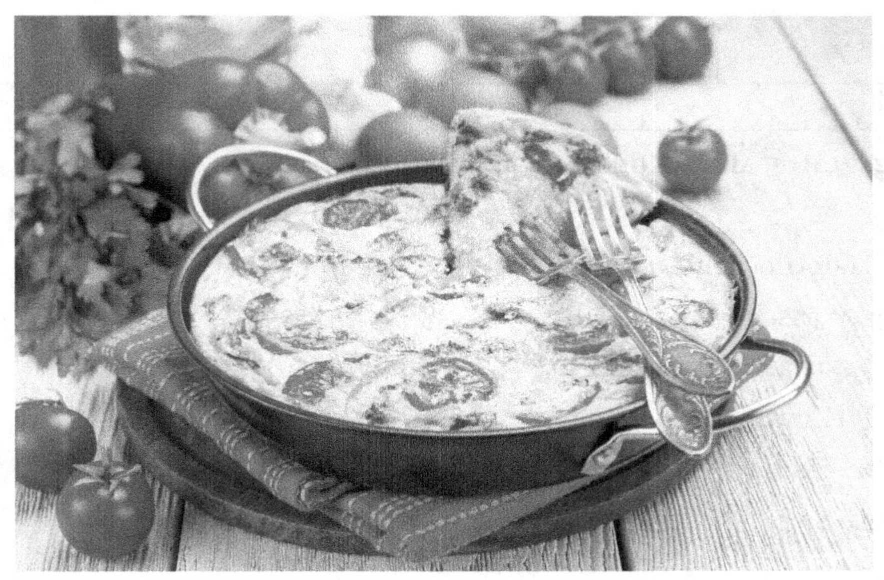

Zubereitungszeit: 5 Min | **Kochzeit:** 10 Min | **Portionen:** 1

Zutaten:

- 2 Eier
- 1/2 Tasse gewürfelte Gemüsemischung (z.B. Paprika, Spinat, Zucchini)
- 1 EL fein gehackte frische Kräuter (z.B. Petersilie, Schnittlauch)
- 1 TL Olivenöl
- Salz und Pfeffer nach Geschmack
- Optional: 1 EL geriebener Käse (fettarm)

Zubereitung:

1. Schlagen Sie die Eier in einer Schüssel auf und würzen Sie sie mit Salz und Pfeffer. Fügen

Sie die gehackten Kräuter hinzu und verrühren Sie alles gut.

2. Erhitzen Sie das Olivenöl in einer Pfanne über mittlerer Hitze. Fügen Sie die gewürfelten Gemüse hinzu und dünsten Sie sie, bis sie weich sind.

3. Gießen Sie die Eiermischung über das Gemüse in der Pfanne. Reduzieren Sie die Hitze auf niedrig und lassen Sie das Omelett ohne Umzurühren garen, bis die Eier fast vollständig gestockt sind.

4. Wenn Sie Käse verwenden, streuen Sie diesen über die eine Hälfte des Omeletts, kurz bevor es fertig ist. Klappen Sie dann das Omelett zur Hälfte über den Käse.

5. Lassen Sie das Omelett noch 1-2 Min garen, bis der Käse geschmolzen ist.

6. Servieren Sie das Omelett heiß, garniert mit zusätzlichen frischen Kräutern nach Belieben.

Nährwerte (pro Portion): Kalorien: 220 kcal | Fett: 15g | Kohlenhydrate: 5g | Protein: 14g

Apfel-Zimt-Haferbrei

Zubereitungszeit: 5 Min | **Kochzeit:** 10 Min | **Portionen:** 2

Zutaten:

- 1 Tasse Haferflocken
- 2 Tassen Wasser
- 1 Apfel, geschält und gewürfelt
- 1 Teelöffel Zimt
- 1 Esslöffel Honig oder Süßstoff nach Geschmack
- Eine Prise Salz

Zubereitung:

1. In einem Topf das Wasser zum Kochen bringen.

2. Die Haferflocken hinzufügen und unter gelegentlichem Rühren 5 Min köcheln lassen.

3. Die gewürfelten Äpfel, Zimt, Honig und eine Prise Salz hinzufügen.

4. Weitere 2-3 Min köcheln lassen, bis die Äpfel weich sind und der Haferbrei eine cremige Konsistenz erreicht hat.

Nährwerte (pro Portion): Kalorien: 200 | Fett: 3g | Kohlenhydrate: 40g | Protein: 5g

Griechischer Joghurt mit Beeren und Mandeln

Zubereitungszeit: 5 Min | **Kochzeit:** 0 Min | **Portionen:** 1

Zutaten:

- 1 Tasse griechischer Joghurt
- Eine Handvoll frischer Beeren (z. B. Himbeeren, Blaubeeren)
- 1 Esslöffel Mandeln, gehackt
- 1 Teelöffel Honig oder Süßstoff nach Geschmack

Zubereitung:

1. Den griechischen Joghurt in eine Schüssel geben.
2. Die frischen Beeren darüber streuen.
3. Die gehackten Mandeln hinzufügen.
4. Mit Honig beträufeln oder mit Süßstoff süßen, je nach Geschmack.

Nährwerte (pro Portion): Kalorien: 250 | Fett: 10g | Kohlenhydrate: 20g | Protein: 15g

Quinoa-Fruchtsalat

Zubereitungszeit: 10 Min | **Kochzeit:** 15 Min | **Portionen:** 2

Zutaten:

- 1 Tasse gekochte Quinoa
- Eine Handvoll geschnittenes Obst (z. B. Erdbeeren, Orangen, Ananas)
- 2 Esslöffel gehackte Nüsse (z. B. Mandeln, Walnüsse)
- 1 Esslöffel Honig oder Süßstoff nach Geschmack
- Eine Prise Zimt

Zubereitung:

1. Die gekochte Quinoa in eine Schüssel geben und abkühlen lassen.
2. Das geschnittene Obst hinzufügen.
3. Die gehackten Nüsse über den Salat streuen.
4. Mit Honig beträufeln und eine Prise Zimt darüber streuen.

Nährwerte (pro Portion): Kalorien: 300 | Fett: 12g | Kohlenhydrate: 35g | Protein: 8g

Zubereitungszeit: 10 Min | **Kochzeit:** 0 Min | **Portionen:** 1

Zutaten:

- 1 reife Avocado, entkernt und in Würfel geschnitten
- 2 hartgekochte Eier, gehackt
- Eine Handvoll Kirschtomaten, halbiert
- Ein Spritzer Zitronensaft
- Salz und Pfeffer nach Geschmack

Zubereitung:

1. Die Avocado, hartgekochten Eier und Kirschtomaten in eine Schüssel geben.
2. Mit einem Spritzer Zitronensaft beträufeln und mit Salz und Pfeffer würzen.
3. Vorsichtig vermischen, bis alle Zutaten gleichmäßig verteilt sind.

Nährwerte (pro Portion): Kalorien: 320 | Fett: 20g | Kohlenhydrate: 15g | Protein: 15g

Vollkorn-Toast mit Erdnussbutter und Banane

Zubereitungszeit: 5 Min | **Kochzeit:** 0 Min | **Portionen:** 1

Zutaten:

- 2 Scheiben Vollkornbrot
- 2 Esslöffel Erdnussbutter
- 1 Banane, in Scheiben geschnitten
- Honig oder Süßstoff nach Geschmack

Zubereitung:

1. Die Vollkornbrotscheiben toasten, bis sie knusprig sind.
2. Die getoasteten Brotscheiben mit Erdnussbutter bestreichen.
3. Die Bananenscheiben gleichmäßig auf die Brotscheiben verteilen.
4. Mit Honig beträufeln oder mit Süßstoff süßen, je nach Geschmack.

Nährwerte (pro Portion): Kalorien: 350 | Fett: 15g | Kohlenhydrate: 40g | Protein: 10g

Zubereitungszeit: 5 Min | **Kochzeit:** 5 Min | **Portionen:** 1

Zutaten:

- 2 Eier
- Eine Handvoll frisches Gemüse (z. B. Paprika, Zucchini, Spinat)
- 1 Esslöffel Milch oder Wasser
- Salz und Pfeffer nach Geschmack
- Ein Spritzer Olivenöl

Zubereitung:

1. Das Gemüse waschen und in kleine Stücke schneiden.
2. Die Eier in eine Schüssel geben, Milch oder Wasser hinzufügen und verquirlen.
3. Das Gemüse in einer Pfanne mit einem Spritzer Olivenöl anbraten, bis es weich ist.
4. Die verquirlten Eier über das Gemüse gießen und unter ständigem Rühren stocken lassen.
5. Mit Salz und Pfeffer würzen und servieren.

Nährwerte (pro Portion): Kalorien: 200 | Fett: 10g | Kohlenhydrate: 5g | Protein: 12g

Zubereitungszeit: 15 Min | **Kochzeit:** 0 Min | Kühlzeit: 1 Stunde | **Portionen:** 8

Zutaten:

- 1 Tasse Haferflocken
- 1/2 Tasse Mandelbutter
- 1/4 Tasse Honig
- 1/4 Tasse Proteinpulver (Vanille oder Schokolade)
- 1/4 Tasse gemahlene Leinsamen
- 1/4 Tasse gehackte Nüsse oder Samen (z. B. Mandeln, Walnüsse, Sonnenblumenkerne)
- 1/4 Tasse getrocknete Früchte (z. B. Rosinen, Cranberries)

Zubereitung:

1. In einer großen Schüssel alle Zutaten vermengen, bis sie gut kombiniert sind.
2. Die Mischung in eine flache Backform geben und gleichmäßig verteilen, dabei leicht festdrücken.
3. Die Form in den Kühlschrank stellen und die Mischung mindestens 1 Stunde lang kühlen lassen, bis sie fest ist.

4. Die festgewordene Mischung aus der Form nehmen und in Riegel schneiden.

5. Die Haferflocken-Proteinriegel in luftdichten Behältern im Kühlschrank aufbewahren und bei Bedarf genießen.

Nährwerte (pro Portion): Kalorien: 180 | Fett: 9g | Kohlenhydrate: 18g | Protein: 9g

Quinoa-Müsliriegel mit Beeren

Zubereitungszeit: 15 Min | **Kochzeit:** 20 Min | Kühlzeit: 1 Stunde | **Portionen:** 10

Zutaten:

- 1 Tasse gekochte Quinoa
- 1/2 Tasse gemahlene Mandeln
- 1/4 Tasse Honig oder Ahornsirup
- 1/4 Tasse Mandelbutter
- 1/4 Tasse getrocknete Beerenmischung (z. B. Heidelbeeren, Himbeeren, Cranberries)
- 1/4 Tasse gehackte Nüsse (z. B. Mandeln, Walnüsse)

Zubereitung:

1. Den Ofen auf 180°C vorheizen und eine Backform mit Backpapier auslegen.

2. In einer großen Schüssel alle Zutaten vermengen, bis sie gut kombiniert sind.

3. Die Mischung gleichmäßig in die vorbereitete Backform geben und glattstreichen.

4. Die Form in den vorgeheizten Ofen stellen und die Müsliriegel etwa 20 Min lang backen, bis sie goldbraun sind.

5. Die Form aus dem Ofen nehmen und die Müsliriegel in der Form vollständig abkühlen lassen.

6. Die abgekühlten Müsliriegel aus der Form nehmen und in Riegel schneiden.

7. Die Müsliriegel in einem luftdichten Behälter im Kühlschrank aufbewahren und bei Bedarf genießen.

Nährwerte (pro Portion): Kalorien: 150 | Fett: 8g | Kohlenhydrate: 15g | Protein: 5g

Zubereitungszeit: 5 Min | **Kochzeit:** 0 Min | **Portionen:** 1

Zutaten:

- 1 reife Banane
- Eine Handvoll frischer Spinat
- 1/2 Tasse Mandelmilch (ungesüßt)
- 1 Esslöffel Mandelbutter oder Haferflocken
- Ein paar Eiswürfel (optional)

Zubereitung:

1. Alle Zutaten in einen Mixer geben.
2. Auf hoher Stufe mixen, bis der Smoothie cremig und gleichmäßig ist.
3. Bei Bedarf Eiswürfel hinzufügen und erneut mixen, um eine kühlere Konsistenz zu erreichen.
4. In ein Glas gießen und sofort servieren.

Nährwerte (pro Portion): Kalorien: 200 | Fett: 6g | Kohlenhydrate: 30g | Protein: 5g

Chia-Pudding mit Kokosmilch und Mango

Zubereitungszeit: 5 Min | Kühlzeit: 4 Stunden oder über Nacht | **Portionen:** 2

Zutaten:

- 1/4 Tasse Chiasamen
- 1 Tasse ungesüßte Kokosmilch
- 1 Esslöffel Honig oder Ahornsirup
- 1/2 Teelöffel Vanilleextrakt
- 1 reife Mango, geschält und gewürfelt
- Ein paar gehackte Mandeln oder Kokosflocken zum Garnieren

Zubereitung:

1. In einer mittelgroßen Schüssel die Chiasamen, Kokosmilch, Honig und Vanilleextrakt vermengen.
2. Gut umrühren, um sicherzustellen, dass die Chiasamen gleichmäßig verteilt sind und keine Klumpen entstehen.
3. Die Schüssel abdecken und den Chia-Pudding mindestens 4 Stunden oder über Nacht in den Kühlschrank stellen, damit die Chiasamen quellen können.
4. Den Chia-Pudding aus dem Kühlschrank nehmen und in Gläser oder Schalen füllen.

5. Die gewürfelte Mango über den Chia-Pudding geben und mit gehackten Mandeln oder Kokosflocken garnieren.

6. Sofort servieren und genießen.

Nährwerte (pro Portion): Kalorien: 250 | Fett: 15g | Kohlenhydrate: 25g | Protein: 5g

Knusprige Haferflocken-Pfannkuchen

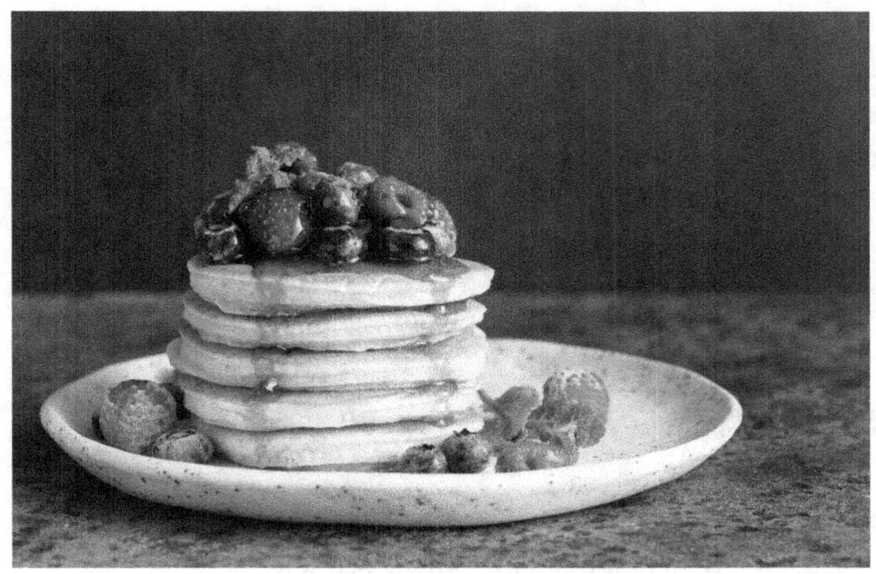

Zubereitungszeit: 10 Min | **Kochzeit:** 10 Min | **Portionen:** 2

Zutaten:

- 100g Haferflocken
- 2 Eier
- 1 reife Banane
- 1 Teelöffel Backpulver
- Eine Prise Salz
- Ein Spritzer Milch (optional)
- Frische Beeren zum Servieren
- Ahornsirup zum Beträufeln

Zubereitung:

1. Die Haferflocken in einen Mixer geben und zu feinem Mehl verarbeiten.
2. Die Banane in einer Schüssel zerdrücken und die Eier hinzufügen. Gut vermischen.
3. Das Hafermehl, Backpulver und Salz hinzufügen. Bei Bedarf etwas Milch hinzufügen, um eine glatte Teigkonsistenz zu erreichen.
4. Eine beschichtete Pfanne leicht einfetten und bei mittlerer Hitze erhitzen.

5. Jeweils eine Kelle Teig in die Pfanne geben und zu Pfannkuchen formen. Etwa 2-3 Min auf jeder Seite braten, bis sie goldbraun sind.

6. Die Pfannkuchen auf einem Teller stapeln und mit frischen Beeren und Ahornsirup servieren.

Nährwerte (pro Portion): Kalorien: 250 | Fett: 8g | Kohlenhydrate: 35g | Protein: 10g

Schnelles Rührei mit Gemüse

Zubereitungszeit: 5 Min | **Kochzeit:** 5 Min | **Portionen:** 1

Zutaten:

- 2 Eier
- Eine Handvoll frisches Gemüse (z. B. Paprika, Zucchini, Spinat)
- Ein Spritzer Milch (optional)
- Salz und Pfeffer nach Geschmack
- Ein Teelöffel Olivenöl

Zubereitung:

1. Das Gemüse nach Belieben in kleine Stücke schneiden.
2. Die Eier in eine Schüssel geben und verquirlen. Bei Bedarf etwas Milch hinzufügen.
3. Eine beschichtete Pfanne mit Olivenöl einfetten und bei mittlerer Hitze erhitzen.
4. Das vorbereitete Gemüse in die Pfanne geben und etwa 2 Min anbraten, bis es weich ist.
5. Die verquirlten Eier über das Gemüse gießen und unter gelegentlichem Rühren etwa 2-3 Min braten, bis sie gestockt sind.
6. Das Rührei auf einen Teller geben, mit Salz und Pfeffer würzen und sofort servieren.

Nährwerte (pro Portion): Kalorien: 200 | Fett: 12g | Kohlenhydrate: 5g | Protein: 15g

Zubereitungszeit: 5 Min | **Kochzeit:** 0 Min | **Portionen:** 1

Zutaten:

- 150g griechischer Joghurt
- Eine Handvoll frische Beeren (z. B. Erdbeeren, Blaubeeren, Himbeeren)
- Ein paar gehackte Nüsse (z. B. Mandeln, Walnüsse)
- Ein Spritzer Honig (optional)

Zubereitung:

1. Den griechischen Joghurt in eine Schüssel geben.
2. Die frischen Beeren darüber verteilen.
3. Die gehackten Nüsse über die Beeren streuen.
4. Nach Belieben einen Spritzer Honig über die Beeren geben.
5. Sofort servieren und genießen.

Nährwerte (pro Portion): Kalorien: 250 | Fett: 12g | Kohlenhydrate: 20g | Protein: 18g

Avocado-Toast mit pochiertem Ei

Zubereitungszeit: 10 Min | **Kochzeit:** 5 Min | **Portionen:** 1

Zutaten:

- 1 Scheibe Vollkornbrot
- 1/2 reife Avocado
- 1 Ei
- Ein Spritzer Essig
- Salz und Pfeffer nach Geschmack
- Ein paar frische Kräuter zum Garnieren (z. B. Koriander, Petersilie)

Zubereitung:

1. Das Vollkornbrot toasten, bis es knusprig ist.
2. Die Avocado halbieren, den Kern entfernen und das Fruchtfleisch mit einer Gabel zerdrücken.
3. Das pochierte Ei zubereiten: In einem Topf Wasser zum Kochen bringen und einen Spritzer Essig hinzufügen. Das Ei vorsichtig in das kochende Wasser gleiten lassen und etwa 3 Min pochieren, bis das Eiweiß fest ist, aber das Eigelb noch weich ist.
4. Die getoastete Avocado auf das Vollkornbrot streichen.

5. Das pochierte Ei über die Avocado geben und mit Salz, Pfeffer und frischen Kräutern würzen.

6. Sofort servieren und genießen.

Nährwerte (pro Portion): Kalorien: 300 | Fett: 15g | Kohlenhydrate: 25g | Protein: 15g

Quark mit Früchten und Nüssen

Zubereitungszeit: 5 Min | **Kochzeit:** 0 Min | **Portionen:** 1

Zutaten:

- 150g Quark
- Eine Handvoll frische Früchte (z. B. Erdbeeren, Pfirsiche, Kiwi)
- Ein paar gehackte Nüsse (z. B. Walnüsse, Mandeln)
- Ein Spritzer Honig (optional)

Zubereitung:

1. Den Quark in eine Schüssel geben.

2. Die frischen Früchte in kleine Stücke schneiden und über den Quark geben.

3. Die gehackten Nüsse über die Früchte streuen.

4. Nach Belieben einen Spritzer Honig über die Früchte geben.

5. Sofort servieren und genießen.

Nährwerte (pro Portion): Kalorien: 200 | Fett: 8g | Kohlenhydrate: 15g | Protein: 18g

Schneller Haferflocken-Smoothie

Zubereitungszeit: 5 Min | **Kochzeit:** 0 Min | **Portionen:** 1

Zutaten:

- 50g Haferflocken
- 1 reife Banane
- Eine Handvoll frisches Spinat
- 200ml Mandelmilch (ungesüßt)
- Ein paar Eiswürfel (optional)
- Ein Spritzer Honig (optional)

Zubereitung:

1. Alle Zutaten in einen Mixer geben.

2. Auf hoher Stufe mixen, bis der Smoothie cremig und gleichmäßig ist.

3. Bei Bedarf Eiswürfel hinzufügen und erneut mixen, um eine kühlere Konsistenz zu erreichen.

4. Nach Belieben einen Spritzer Honig hinzufügen und erneut mixen.

5. In ein Glas gießen und sofort servieren.

Nährwerte (pro Portion): Kalorien: 250 | Fett: 8g | Kohlenhydrate: 35g | Protein: 10g

Griechischer Joghurt mit gerösteten Nüssen und Zimt

Zubereitungszeit: 5 Min | **Kochzeit:** 5 Min | **Portionen:** 1

Zutaten:

- 150g griechischer Joghurt
- Eine Handvoll gemischte Nüsse (z. B. Mandeln, Walnüsse, Haselnüsse)
- Eine Prise Zimt
- Ein Spritzer Honig (optional)

Zubereitung:

1. Eine trockene Pfanne bei mittlerer Hitze erhitzen.

2. Die gemischten Nüsse in die Pfanne geben und unter gelegentlichem Rühren etwa 3-5 Min rösten, bis sie leicht gebräunt und aromatisch sind.

3. Den griechischen Joghurt in eine Schüssel geben.

4. Die gerösteten Nüsse über den Joghurt streuen.

5. Eine Prise Zimt über den Joghurt und die Nüsse geben.

6. Nach Belieben einen Spritzer Honig über den Joghurt träufeln.

7. Sofort servieren und genießen.

Nährwerte (pro Portion): Kalorien: 300 | Fett: 20g | Kohlenhydrate: 10g | Protein: 15g

Tomaten-Omelett mit frischen Kräutern

Zubereitungszeit: 5 Min | **Kochzeit:** 5 Min | **Portionen:** 1

Zutaten:

- 2 Eier
- 1 reife Tomate, in Scheiben geschnitten
- Eine Handvoll frische Kräuter (z. B. Petersilie, Schnittlauch, Basilikum)
- Ein Spritzer Olivenöl
- Salz und Pfeffer nach Geschmack

Zubereitung:

1. Die Eier in eine Schüssel geben und verquirlen. Mit Salz und Pfeffer würzen.
2. Eine beschichtete Pfanne mit Olivenöl einfetten und bei mittlerer Hitze erhitzen.
3. Die verquirlten Eier in die Pfanne gießen und kurz stocken lassen.
4. Die Tomatenscheiben auf einer Seite des Omeletts anordnen.
5. Die frischen Kräuter über die Tomaten streuen.
6. Das Omelett vorsichtig umklappen und weitere 1-2 Min braten, bis es durchgegart ist.
7. Auf einen Teller geben, in Stücke schneiden und sofort servieren.

Nährwerte (pro Portion): Kalorien: 250 | Fett: 15g | Kohlenhydrate: 5g | Protein: 18g

Beeren-Protein-Smoothie

Zubereitungszeit: 5 Min | **Kochzeit:** 0 Min | **Portionen:** 1

Zutaten:

- Eine Handvoll frische Beeren (z. B. Erdbeeren, Himbeeren, Blaubeeren)
- 200ml ungesüßte Mandelmilch
- 1 Scoop Proteinpulver (Vanille oder Erdbeer)
- Ein paar Eiswürfel (optional)

Zubereitung:

1. Alle Zutaten in einen Mixer geben.
2. Auf hoher Stufe mixen, bis der Smoothie cremig und gleichmäßig ist.
3. Bei Bedarf Eiswürfel hinzufügen und erneut mixen, um eine kühlere Konsistenz zu erreichen.
4. In ein Glas gießen und sofort servieren.

Nährwerte (pro Portion): Kalorien: 200 | Fett: 5g | Kohlenhydrate: 15g | Protein: 20g

Zubereitungszeit: 10 Min | **Kochzeit:** 15 Min | **Portionen:** 2

Zutaten:

- 2 Äpfel, entkernt und in Ringe geschnitten
- Ein Spritzer Zitronensaft
- Eine Prise Zimt
- Ein Spritzer Honig (optional)

Zubereitung:

1. Den Ofen auf 180°C vorheizen und ein Backblech mit Backpapier auslegen.
2. Die Apfelringe mit Zitronensaft beträufeln und mit Zimt bestreuen.
3. Die Apfelringe auf das vorbereitete Backblech legen und etwa 15 Min backen, bis sie weich sind und leicht gebräunt.
4. Die gebackenen Apfelringe aus dem Ofen nehmen und nach Belieben mit einem Spritzer Honig beträufeln.
5. Sofort servieren und genießen.

Nährwerte (pro Portion): Kalorien: 120 | Fett: 0g | Kohlenhydrate: 30g | Protein: 1g

Zubereitungszeit: 5 Min | **Kochzeit:** 5 Min | **Portionen:** 1

Zutaten:

- 2 Eier
- Eine Handvoll frischer Spinat
- 1/2 rote Paprika, in Streifen geschnitten
- Ein Spritzer Olivenöl
- Salz und Pfeffer nach Geschmack

Zubereitung:

1. Die Eier in eine Schüssel geben und verquirlen. Mit Salz und Pfeffer würzen.
2. Eine beschichtete Pfanne mit Olivenöl einfetten und bei mittlerer Hitze erhitzen.
3. Den frischen Spinat in die Pfanne geben und kurz anbraten, bis er zusammenfällt.
4. Die Paprikastreifen hinzufügen und weiter braten, bis sie weich sind.
5. Die verquirlten Eier über das Gemüse gießen und unter gelegentlichem Rühren etwa 2-3 Min braten, bis sie gestockt sind.

6. Das Gemüse-Rührei auf einen Teller geben und sofort servieren.

Nährwerte (pro Portion): Kalorien: 180 | Fett: 10g | Kohlenhydrate: 5g | Protein: 15g

Leichte Gerichte

Linsensalat mit frischen Kräutern

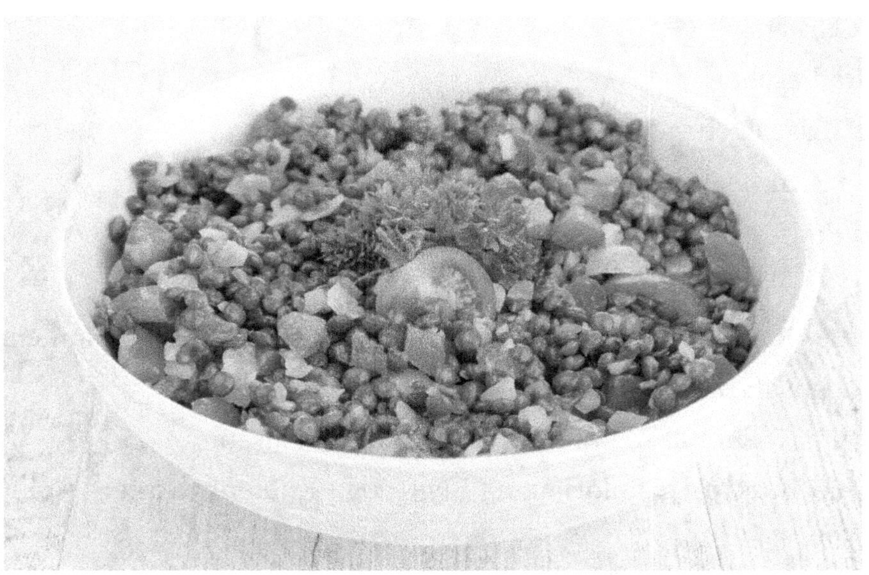

Zubereitungszeit: 15 Min. | **Kochzeit:** 25 Min. | **Portionen:** 4

Zutaten:

- 200 g grüne oder braune Linsen
- 1 Bund frische Petersilie, fein gehackt
- 1 Bund frischer Koriander, fein gehackt
- 1 rote Zwiebel, fein gewürfelt
- Saft von 1 Zitrone
- 2 EL Apfelessig
- Salz und Pfeffer nach Geschmack

Zubereitung:

1. Die Linsen nach Packungsanweisung kochen, abgießen und abkühlen lassen.
2. Petersilie, Koriander, rote Zwiebel, Zitronensaft und Apfelessig in einer großen Schüssel mit den Linsen vermischen.

3. Mit Salz und Pfeffer abschmecken.

4. Vor dem Servieren einige Min stehen lassen, damit die Aromen sich entfalten können.

Nährwerte (pro Portion): Kalorien: 180 | Fett: 1g | Kohlenhydrate: 30g | Protein: 12g

Gurken-Radieschen-Carpaccio mit Dill

Zubereitungszeit: 10 Min. | **Kochzeit:** 0 Min. | **Portionen:** 4

Zutaten:

- 2 große Gurken
- 1 Bund Radieschen
- 2 EL Dill, frisch gehackt
- Saft von 1 Zitrone
- Salz und Pfeffer nach Geschmack

Zubereitung:

1. Gurken und Radieschen in sehr dünne Scheiben schneiden und auf einem Teller anrichten.

2. Mit Zitronensaft beträufeln und mit Dill bestreuen.

3. Mit Salz und Pfeffer abschmecken und sofort servieren.

Nährwerte (pro Portion): Kalorien: 25 | Fett: 0g | Kohlenhydrate: 5g | Protein: 1g

Kichererbsen-Tomaten-Salat mit Basilikum

Zubereitungszeit: 15 Min. | **Kochzeit:** 0 Min. | **Portionen:** 4

Zutaten:

- 400 g Kichererbsen (Dose), abgespült und abgetropft
- 200 g Kirschtomaten, halbiert
- 1 Bund Basilikum, frisch gehackt
- 1 kleine rote Zwiebel, fein gewürfelt
- 2 EL Balsamico-Essig
- Salz und Pfeffer nach Geschmack

Zubereitung:

1. Kichererbsen, Kirschtomaten, Basilikum und rote Zwiebel in einer großen Schüssel vermischen.

2. Mit Balsamico-Essig, Salz und Pfeffer abschmecken.

3. Vor dem Servieren kalt stellen, um die Aromen zu intensivieren.

Nährwerte (pro Portion): Kalorien: 200 | Fett: 3g | Kohlenhydrate: 35g | Protein: 10g

Zucchini-Nudeln mit Pesto aus Rucola und Walnüssen

Zubereitungszeit: 20 Min. | **Kochzeit:** 0 Min. | **Portionen:** 4

Zutaten:

- 4 mittelgroße Zucchini, spiralisiert
- 100 g Rucola
- 50 g Walnüsse
- 1 Knoblauchzehe
- Saft von 1 Zitrone
- Salz und Pfeffer nach Geschmack

Zubereitung:

1. Für das Pesto Rucola, Walnüsse, Knoblauch und Zitronensaft in einem Mixer zu einer glatten Masse verarbeiten. Mit Salz und Pfeffer abschmecken.
2. Die Zucchini-Nudeln in eine große Schüssel geben und mit dem Pesto vermischen.
3. Sofort servieren oder kalt stellen, um die Aromen zu intensivieren.

Nährwerte (pro Portion): Kalorien: 150 | Fett: 10g | Kohlenhydrate: 12g | Protein: 5g

Gemischter Beeren-Salat mit Minze

Zubereitungszeit: 10 Min. | **Kochzeit:** 0 Min. | **Portionen:** 4

Zutaten:

- 200 g Erdbeeren, geviertelt
- 150 g Blaubeeren
- 150 g Himbeeren
- 1 Bund Minze, frisch gehackt
- Saft von 1 Limette
- 1 EL Honig (optional, für Diabetiker angepasst)

Zubereitung:

1. Alle Beeren in einer großen Schüssel vorsichtig vermischen.
2. Minze, Limettensaft und Honig hinzufügen und alles vorsichtig vermengen.

3. Sofort servieren oder kalt stellen, um die Aromen zu intensivieren.

Nährwerte (pro Portion): Kalorien: 70 | Fett: 0g | Kohlenhydrate: 17g | Protein: 1g

Avocado-Ei-Salat mit Senfdressing

Zubereitungszeit: 10 Min. | **Kochzeit:** 10 Min. | **Portionen:** 4

Zutaten:

- 4 hartgekochte Eier, gewürfelt
- 2 reife Avocados, gewürfelt
- 1 EL Dijon-Senf
- 2 EL Zitronensaft
- Salz und Pfeffer nach Geschmack

Zubereitung:

1. Hartgekochte Eier und Avocado in einer Schüssel vorsichtig vermischen.
2. Dijon-Senf und Zitronensaft hinzufügen und alles gut vermengen.
3. Mit Salz und Pfeffer abschmecken und kalt servieren.

Nährwerte (pro Portion): Kalorien: 220 | Fett: 18g | Kohlenhydrate: 8g | Protein: 10g

Gurken-Avocado-Salat mit Dill

Zubereitungszeit: 10 Min. | **Kochzeit:** 0 Min. | **Portionen:** 4

Zutaten:

- 2 große Gurken, in dünne Scheiben geschnitten
- 2 reife Avocados, gewürfelt
- 2 EL frischer Dill, gehackt
- Saft von 1 Zitrone
- Salz und Pfeffer nach Geschmack

Zubereitung:

1. Gurkenscheiben und Avocadowürfel in einer großen Schüssel vorsichtig vermischen.
2. Frischen Dill und Zitronensaft hinzufügen. Mit Salz und Pfeffer abschmecken.
3. Den Salat vor dem Servieren kurz ziehen lassen, um die Aromen zu verbinden.

Nährwerte (pro Portion): Kalorien: 160 | Fett: 12g | Kohlenhydrate: 12g | Protein: 2g

Zubereitungszeit: 15 Min. | **Kochzeit:** 0 Min. | **Portionen:** 4

Zutaten:

- 200 g Kichererbsen (Dose), abgespült und abgetropft
- 200 g Bulgur, gekocht und abgekühlt
- 1 Bund frische Petersilie, fein gehackt
- 10 Kirschtomaten, geviertelt
- 1 kleine rote Zwiebel, fein gewürfelt
- Saft von 2 Zitronen
- Salz und Pfeffer nach Geschmack

Zubereitung:

1. Gekochten Bulgur in eine große Schüssel geben.
2. Kichererbsen, Petersilie, Tomaten und rote Zwiebel hinzufügen.
3. Mit Zitronensaft, Salz und Pfeffer abschmecken und alles gut vermischen.
4. Das Tabouleh vor dem Servieren mindestens 30 Min im Kühlschrank ziehen lassen.

Nährwerte (pro Portion): Kalorien: 220 | Fett: 2g | Kohlenhydrate: 42g | Protein: 8g

Zubereitungszeit: 20 Min. | **Kochzeit:** 0 Min. | **Portionen:** 4

Zutaten:

- 200 g grüne Linsen, vorgekocht
- 2 rote Paprikaschoten, geröstet und in Streifen geschnitten
- 1 Bund Rucola
- 2 EL Balsamico-Essig
- 1 EL Olivenöl (nicht erhitzt)
- Salz und Pfeffer nach Geschmack

Zubereitung:

1. Vorgekochte Linsen in eine Schüssel geben und mit den gerösteten Paprikastreifen vermischen.
2. Rucola unterheben.
3. Mit Balsamico-Essig, Olivenöl, Salz und Pfeffer anmachen.
4. Gut durchmischen und servieren.

Nährwerte (pro Portion): Kalorien: 180 | Fett: 4g | Kohlenhydrate: 26g | Protein: 10g

Bunter Quinoasalat mit Mango und Spinat

Zubereitungszeit: 20 Min. | **Kochzeit:** 0 Min. | **Portionen:** 4

Zutaten:

- 200 g Quinoa, gekocht und abgekühlt
- 1 reife Mango, gewürfelt
- 200 g frischer Spinat, grob gehackt
- 1 rote Paprika, gewürfelt
- Saft von 1 Limette
- 1 EL Olivenöl (zum Anrichten)
- Salz und Pfeffer nach Geschmack

Zubereitung:

1. Quinoa in eine große Schüssel geben.
2. Mango, Spinat und rote Paprika hinzufügen.
3. Mit Limettensaft, Olivenöl, Salz und Pfeffer abschmecken und alles sorgfältig vermischen.
4. Den Salat kalt servieren, um die Frische der Zutaten zu genießen.

Nährwerte (pro Portion): Kalorien: 240 | Fett: 5g | Kohlenhydrate: 42g | Protein: 8g

Kühler Linsen-und-Gemüse-Salat

Zubereitungszeit: 15 Min. | **Kochzeit:** 0 Min. | **Portionen:** 4

Zutaten:

- 200 g vorgekochte Linsen
- 1 rote Paprika, in Würfel geschnitten
- 1 Gurke, in Würfel geschnitten
- 100 g Cherrytomaten, halbiert
- 2 EL frischer Zitronensaft
- 1 EL Olivenöl (zum Anrichten)
- Salz, Pfeffer, frischer Dill

Zubereitung:

1. Linsen, Paprika, Gurke und Cherrytomaten in einer großen Schüssel vermischen.
2. Zitronensaft über das Gemüse träufeln und mit Olivenöl verfeinern.
3. Mit Salz, Pfeffer und Dill abschmecken.
4. Kühl lagern und genießen.

Nährwerte (pro Portion): Kalorien: 180 | Fett: 4g | Kohlenhydrate: 25g | Protein: 10g

Hähnchenbrust mit Avocado-Salsa

Zubereitungszeit: 20 Min. | **Kochzeit:** 20 Min. | **Portionen:** 4

Zutaten:

- 4 Hähnchenbrustfilets (je 150 g)
- 2 reife Avocados, gewürfelt
- 1 kleine rote Zwiebel, fein gehackt
- Saft von 1 Limette
- Frische Korianderblätter, gehackt
- Salz und Pfeffer

Zubereitung:

1. Hähnchenbrustfilets mit Salz und Pfeffer würzen und im Ofen bei 180°C ca. 20 Min backen.
2. Avocado, rote Zwiebel, Limettensaft und Koriander zu einer Salsa vermischen.

3. Die gebackene Hähnchenbrust mit der Avocado-Salsa servieren.

Nährwerte (pro Portion): Kalorien: 250 | Fett: 14g | Kohlenhydrate: 8g | Protein: 26g

Quinoa-Spinat-Salat mit Feta

Zubereitungszeit: 15 Min. | **Kochzeit:** 0 Min. | **Portionen:** 4

Zutaten:

- 200 g Quinoa, gekocht und abgekühlt
- 200 g frischer Spinat, grob gehackt
- 100 g Feta, zerkrümelt
- 50 g Walnüsse, gehackt
- 2 EL Balsamico-Essig
- 1 EL Olivenöl (zum Anrichten)
- Salz und Pfeffer

Zubereitung:

1. Quinoa, Spinat, Feta und Walnüsse in einer Schüssel vermengen.
2. Mit Balsamico-Essig und Olivenöl anmachen.
3. Mit Salz und Pfeffer abschmecken.
4. Kühl lagern, bis zum Verzehr.

Nährwerte (pro Portion): Kalorien: 320 | Fett: 18g | Kohlenhydrate: 28g | Protein: 12g

Mediterraner Kichererbsen-Salat

Zubereitungszeit: 10 Min. | **Kochzeit:** 0 Min. | **Portionen:** 4

Zutaten:

- 400 g Kichererbsen (Dose), abgespült und abgetropft
- 1 Gurke, in Würfel geschnitten
- 100 g schwarze Oliven, entsteint und halbiert
- 200 g Cherrytomaten, halbiert
- 100 g Feta, zerkrümelt
- Saft von 1 Zitrone
- 1 EL Olivenöl (zum Anrichten)
- Salz, Pfeffer, frischer Oregano

Zubereitung:

1. Kichererbsen, Gurke, Oliven und Cherrytomaten in einer Schüssel vermischen.
2. Zitronensaft und Olivenöl hinzufügen und gut vermengen.
3. Mit Feta, Salz, Pfeffer und Oregano abschmecken.
4. Kühl lagern und genießen.

Nährwerte (pro Portion): Kalorien: 270 | Fett: 14g | Kohlenhydrate: 28g | Protein: 9g

Lachsfilet mit Senf-Dill-Sauce

Zubereitungszeit: 10 Min. | **Kochzeit:** 15 Min. | **Portionen:** 4

Zutaten:

- 4 Lachsfilets (je 150 g)
- 2 EL Dijon-Senf
- 2 EL frischer Dill, gehackt
- Saft von 1/2 Zitrone
- Salz und Pfeffer

Zubereitung:

1. Lachsfilets mit Salz und Pfeffer würzen und im Ofen bei 180°C ca. 15 Min backen.
2. Dijon-Senf, Dill und Zitronensaft zu einer Sauce verrühren.
3. Gebackenen Lachs mit der Senf-Dill-Sauce servieren.

Nährwerte (pro Portion): Kalorien: 240 | Fett: 14g | Kohlenhydrate: 1g | Protein: 27g

Bunter Gemüsewrap

Zubereitungszeit: 15 Min. | **Kochzeit:** 0 Min. | **Portionen:** 4

Zutaten:

- 4 Vollkornwraps
- 1 Avocado, in Scheiben geschnitten
- 100 g Hummus
- 1 rote Paprika, in Streifen geschnitten
- 1 Karotte, julienne geschnitten
- Frische Spinatblätter
- Salz und Pfeffer

Zubereitung:

1. Wraps mit einer dünnen Schicht Hummus bestreichen.
2. Avocado, Paprika, Karotte und Spinat auf den Wraps verteilen.
3. Mit Salz und Pfeffer würzen, einrollen und halbieren.
4. Kühl lagern, bis zum Mittagessen.

Nährwerte (pro Portion): Kalorien: 300 | Fett: 15g | Kohlenhydrate: 35g | Protein: 9g

Erbsen-Minz-Suppe (kalt serviert)

Zubereitungszeit: 10 Min. | **Kochzeit:** 5 Min. | **Portionen:** 4

Zutaten:

- 500 g gefrorene Erbsen
- 1 Liter Gemüsebrühe
- 1 Bund frische Minze, Blätter abgezupft
- 200 ml griechischer Joghurt (niedrig im Fettgehalt)
- Salz und Pfeffer

Zubereitung:

1. Erbsen in Gemüsebrühe für etwa 5 Min kochen, bis sie weich sind.
2. Die Suppe vom Herd nehmen, frische Minze hinzufügen und mit einem Stabmixer pürieren.
3. Die Suppe abkühlen lassen und dann für mindestens 2 Stunden im Kühlschrank kalt stellen.
4. Vor dem Servieren den griechischen Joghurt einrühren und mit Salz und Pfeffer abschmecken.

Nährwerte (pro Portion): Kalorien: 180 | Fett: 2g | Kohlenhydrate: 25g | Protein: 12g

Zubereitungszeit: 15 Min. | **Kochzeit:** 20 Min. | **Portionen:** 4

Zutaten:

- 250 g Vollkorn-Pasta
- 1 Zucchini, in Würfel geschnitten
- 1 rote Paprika, in Würfel geschnitten
- 1 Aubergine, in Würfel geschnitten
- 2 EL Balsamico-Essig
- 1 EL natives Olivenöl extra (zum Anrichten)
- Salz und Pfeffer
- Frische Basilikumblätter

Zubereitung:

1. Gemüse auf einem Backblech verteilen, mit Salz und Pfeffer würzen und im Ofen bei 200°C etwa 20 Min rösten, bis es weich und leicht karamellisiert ist.
2. Vollkorn-Pasta nach Packungsanweisung kochen, abgießen und abkühlen lassen.
3. Pasta mit dem gerösteten Gemüse, Balsamico-Essig und Olivenöl in einer großen Schüssel vermischen.
4. Mit frischem Basilikum garnieren und servieren.

Nährwerte (pro Portion): Kalorien: 350 | Fett: 5g | Kohlenhydrate: 60g | Protein: 12g

Kühler Brokkoli-und-Mandelsalat

Zubereitungszeit: 10 Min. | **Kochzeit:** 0 Min. | **Portionen:** 4

Zutaten:

- 500 g Brokkoli, in kleine Röschen geschnitten
- 50 g Mandeln, gehackt
- 50 g getrocknete Cranberries (optional, Zucker reduziert)
- 2 EL Apfelessig
- 1 EL natives Olivenöl extra (zum Anrichten)
- Salz und Pfeffer

Zubereitung:

1. Brokkoli in kochendem Wasser 2 Min blanchieren, dann kalt abschrecken.
2. Brokkoli, Mandeln und Cranberries in einer Schüssel vermischen.

3. Mit Apfelessig, Olivenöl, Salz und Pfeffer abschmecken.

4. Kalt stellen und vor dem Servieren gut durchmischen.

Nährwerte (pro Portion): Kalorien: 150 | Fett: 9g | Kohlenhydrate: 13g | Protein: 5g

Karotten-Linsen-Patties

Zubereitungszeit: 20 Min. | **Kochzeit:** 30 Min. | **Portionen:** 4

Zutaten:

- 200 g rote Linsen, gekocht
- 200 g Karotten, geraspelt
- 1 Zwiebel, fein gehackt
- 2 Knoblauchzehen, fein gehackt
- 1 TL Kreuzkümmel
- Salz und Pfeffer
- Frische Petersilie, gehackt

Zubereitung:

1. Linsen, Karotten, Zwiebel, Knoblauch, Kreuzkümmel, Salz, Pfeffer und Petersilie in einer Schüssel gut vermischen.

2. Die Masse zu kleinen Patties formen.

3. Die Patties auf ein mit Backpapier belegtes Backblech legen und bei 180°C ca. 30 Min backen, bis sie fest und leicht gebräunt sind.

4. Warm oder kalt servieren.

Nährwerte (pro Portion): Kalorien: 220 | Fett: 1g | Kohlenhydrate: 40g | Protein: 13g

Zubereitungszeit: 10 Min. | **Kochzeit:** 0 Min. | **Portionen:** 4

Zutaten:

- 2 große Gurken
- 100 g Frischkäse (niedrig im Fettgehalt)
- 50 g Radieschen, fein gehackt
- Frische Dillzweige, gehackt
- Salz und Pfeffer

Zubereitung:

1. Gurken längs halbieren und das Innere mit einem Löffel herauskratzen, um eine "Schiffchen"-Form zu erstellen.
2. Frischkäse mit gehackten Radieschen und Dill vermischen. Mit Salz und Pfeffer abschmecken.
3. Die Frischkäsemischung in die Gurkenschiffchen füllen.
4. Kühl stellen und in Stücke geschnitten servieren.

Nährwerte (pro Portion): Kalorien: 70 | Fett: 4g | Kohlenhydrate: 6g | Protein: 3g

Sättigende Mahlzeiten

Linsensalat mit geröstetem Gemüse

Zubereitungszeit: 15 Min. | **Kochzeit:** 25 Min. | **Portionen:** 4

Zutaten:

- 200 g grüne Linsen
- 1 rote Paprika, in Streifen geschnitten
- 1 gelbe Paprika, in Streifen geschnitten
- 1 Zucchini, in Halbmonde geschnitten
- 2 EL Olivenöl
- Salz und Pfeffer zum Abschmecken
- 2 EL Balsamico-Essig
- 1 TL Senf
- 1 Knoblauchzehe, fein gehackt
- Frische Petersilie, gehackt, zum Garnieren

Zubereitung:

1. Den Ofen auf 200°C vorheizen. Paprika und Zucchini auf einem Backblech verteilen, mit 1 EL Olivenöl beträufeln, salzen und pfeffern. Für etwa 20 Min. rösten, bis das Gemüse weich und leicht gebräunt ist.
2. 2 In der Zwischenzeit die Linsen in einem Topf mit Wasser nach Packungsanweisung kochen, bis sie weich sind. Dann abgießen und beiseite stellen.
3. Für das Dressing Balsamico-Essig, Senf, den restlichen Olivenöl und Knoblauch in einer kleinen Schüssel verquirlen. Mit Salz und Pfeffer abschmecken.
4. Das geröstete Gemüse mit den Linsen in einer großen Schüssel mischen. Das Dressing über den Salat gießen und gut vermischen.
5. Den Salat mit frischer Petersilie garnieren und servieren.

Nährwerte (pro Portion): Kalorien: 250 | Fett: 7g | Kohlenhydrate: 35g | Protein: 12g

Zubereitungszeit: 10 Min. | **Kochzeit:** 0 Min. | **Portionen:** 2

Zutaten:

- 2 große Zucchini, zu Spaghetti spiralisiert
- 1 reife Avocado, entkernt und geschält
- 1/2 Tasse frisches Basilikum
- 2 EL Pinienkerne
- 2 Knoblauchzehen
- 2 EL Zitronensaft
- Salz und Pfeffer zum Abschmecken
- Cherrytomaten, halbiert, zum Garnieren

Zubereitung:

1. Die Avocado, Basilikum, Pinienkerne, Knoblauch und Zitronensaft in einen Mixer geben. Pürieren, bis eine cremige Masse entsteht. Mit Salz und Pfeffer abschmecken.
2. Die Zucchini-Spaghetti in eine große Schüssel geben.
3. Das Avocado-Pesto über die Zucchini-Spaghetti geben und gut vermischen, bis alle Spaghetti gleichmäßig bedeckt sind.
4. Mit halbierten Cherrytomaten garnieren und sofort servieren.

Nährwerte (pro Portion): Kalorien: 320 | Fett: 24g | Kohlenhydrate: 26g | Protein: 6g

Zubereitungszeit: 15 Min. | **Kochzeit:** 20 Min. | **Portionen:** 4

Zutaten:

- 1 Tasse Quinoa, gründlich gespült
- 2 Tassen Wasser
- 1 Dose Kichererbsen, abgespült und abgetropft
- 1/2 Gurke, gewürfelt
- 1/2 rote Zwiebel, fein gewürfelt
- 1/4 Tasse Olivenöl
- Saft von 1 Zitrone
- Salz und Pfeffer zum Abschmecken
- Frische Minze, gehackt, zum Garnieren

Zubereitung:

1. Quinoa und Wasser in einen Topf geben und zum Kochen bringen. Hitze reduzieren und 15 Min. köcheln lassen, bis das Wasser absorbiert ist. Vom Herd nehmen und abkühlen lassen.
2. Kichererbsen, Gurke und rote Zwiebel in einer großen Schüssel hinzufügen.
3. In einer kleinen Schüssel Olivenöl, Zitronensaft, Salz und Pfeffer verquirlen, um das Dressing herzustellen.
4. Das Dressing über die Salatzutaten gießen und gut vermischen. Mit frischer Minze garnieren und servieren.

Nährwerte (pro Portion): Kalorien: 295 | Fett: 14g | Kohlenhydrate: 35g | Protein: 9g

Geröstete Kürbissuppe

Zubereitungszeit: 20 Min. | **Kochzeit:** 30 Min. | **Portionen:** 4

Zutaten:

- 1 kg Kürbis, geschält und gewürfelt
- 2 EL Olivenöl
- Salz und Pfeffer zum Abschmecken
- 1 Zwiebel, gewürfelt
- 2 Knoblauchzehen, fein gehackt
- 750 ml Gemüsebrühe
- 1 TL Currypulver
- 1/2 TL Muskat, gemahlen
- Kürbiskerne, zum Garnieren

Zubereitung:

1. Kürbiswürfel auf einem Backblech verteilen, mit Olivenöl beträufeln, salzen und pfeffern. Bei 200°C für 20 Min. rösten, bis sie weich sind.
2. In einem Topf Zwiebel und Knoblauch in etwas Olivenöl anbraten, bis sie weich sind.
3. Den gerösteten Kürbis hinzufügen, Gemüsebrühe, Currypulver und Muskat einrühren. Zum Kochen bringen, dann Hitze reduzieren und 20 Min. köcheln lassen.
4. Die Suppe vom Herd nehmen und mit einem Stabmixer pürieren, bis sie glatt ist.
5. Die Suppe mit Kürbiskernen garnieren und servieren.

Nährwerte (pro Portion): Kalorien: 150 | Fett: 7g | Kohlenhydrate: 20g | Protein: 3g

Zubereitungszeit: 15 Min. | **Kochzeit:** 30 Min. | **Portionen:** 4

Zutaten:

- 1 großer Blumenkohl, in Röschen geschnitten
- 2 EL Olivenöl
- 1 TL Kurkuma
- 200 g Quinoa
- 500 ml Gemüsebrühe
- 1 Bund Frühlingszwiebeln, fein geschnitten
- 1 rote Paprika, gewürfelt
- Salz und Pfeffer zum Abschmecken
- Frische Petersilie, zum Garnieren

Zubereitung:

1. Den Ofen auf 200°C vorheizen. Blumenkohlröschen auf einem Backblech verteilen, mit 1 EL Olivenöl beträufeln und mit Kurkuma, Salz sowie Pfeffer würzen. Für 25 Min. rösten, bis sie goldbraun und weich sind.
2. Quinoa unter fließendem Wasser abspülen und in einem Topf mit der Gemüsebrühe zum Kochen bringen. Die Hitze reduzieren und 15 Min. köcheln lassen, bis die Quinoa weich ist und die Flüssigkeit absorbiert hat.
3. In einer Pfanne den restlichen EL Olivenöl erhitzen. Frühlingszwiebeln und rote Paprika hinzufügen und bei mittlerer Hitze 5 Min. dünsten, bis sie weich sind.
4. Die gekochte Quinoa und das geröstete Blumenkohl-Gemüse in die Pfanne geben, gut vermischen und bei Bedarf mit Salz und Pfeffer nachwürzen.
5. Vor dem Servieren mit frischer Petersilie garnieren.

Nährwerte (pro Portion): Kalorien: 250 | Fett: 7g | Kohlenhydrate: 38g | Protein: 9g

Spinat-Avocado-Salat mit Himbeerdressing

Zubereitungszeit: 10 Min. | **Kochzeit:** 0 Min. | **Portionen:** 4

Zutaten:

- 150 g frischer Spinat
- 1 reife Avocado, gewürfelt
- 100 g Himbeeren
- 2 EL Olivenöl
- 1 EL Balsamico-Essig
- 1 TL Senf
- Salz und Pfeffer zum Abschmecken
- 50 g Walnüsse, grob gehackt

Zubereitung:

1. Den Spinat gründlich waschen und trocken schütteln. Auf einer großen Servierplatte ausbreiten.
2. Die Avocadowürfel gleichmäßig über den Spinat verteilen.
3. Für das Dressing Himbeeren, Olivenöl, Balsamico-Essig und Senf in einem Mixer pürieren, bis eine glatte Sauce entsteht. Mit Salz und Pfeffer abschmecken.
4. Das Himbeerdressing über den Spinat und die Avocado gießen.
5. Den Salat mit gehackten Walnüssen garnieren und sofort servieren.

Nährwerte (pro Portion): Kalorien: 220 | Fett: 18g | Kohlenhydrate: 12g | Protein: 4g

Gedämpfter Lachs mit Dill-Gurken-Salat

Zubereitungszeit: 15 Min. | **Kochzeit:** 20 Min. | **Portionen:** 4

Zutaten:

- 4 Lachsfilets (à 150 g)
- 1 große Gurke, in dünne Scheiben geschnitten
- 2 EL frischer Dill, gehackt
- 2 EL Weißweinessig
- 1 TL Senf, zuckerfrei
- Salz und Pfeffer nach Geschmack

Zubereitung:

1. Die Lachsfilets in einen Dampfgarer legen und mit Salz und Pfeffer würzen. Über Wasserdampf ca. 15-20 Min. garen, bis der Lachs durchgegart ist.

2. In der Zwischenzeit Gurkenscheiben mit Dill, Weißweinessig, Senf, Salz und Pfeffer in einer Schüssel vermischen, um den Salat zuzubereiten.

3. Den gedämpften Lachs mit dem Dill-Gurken-Salat servieren.

Nährwerte (pro Portion): Kalorien: 220 | Fett: 12g | Kohlenhydrate: 3g | Protein: 25g

Kichererbsen-Spinat-Salat mit Zitronendressing

Zubereitungszeit: 10 Min. | **Kochzeit:** 0 Min. | **Portionen:** 4

Zutaten:

- 400 g Kichererbsen, abgespült und abgetropft
- 200 g frischer Spinat, grob gehackt
- 1 rote Paprika, gewürfelt
- 2 EL Zitronensaft
- 1 TL geriebene Zitronenschale
- Salz und Pfeffer nach Geschmack

Zubereitung:

1. Kichererbsen, Spinat und rote Paprika in einer großen Schüssel vermischen.

2. Zitronensaft, Zitronenschale, Salz und Pfeffer in einer kleinen Schüssel verquirlen, um das Dressing herzustellen.

3. Das Dressing über den Salat geben und gut vermischen.

4. Sofort servieren oder gekühlt genießen.

Nährwerte (pro Portion): Kalorien: 195 | Fett: 3g | Kohlenhydrate: 33g | Protein: 10g

Zubereitungszeit: 20 Min. | **Kochzeit:** 30 Min. | **Portionen:** 4

Zutaten:

- 4 Paprikaschoten, halbiert und entkernt
- 200 g Quinoa, gekocht
- 1 Zucchini, gewürfelt
- 1 Karotte, gewürfelt
- 1 kleine Zwiebel, gewürfelt
- Salz und Pfeffer nach Geschmack
- Frische Kräuter nach Wahl

Zubereitung:

1. Den Backofen auf 180°C vorheizen.
2. Quinoa, Zucchini, Karotte, Zwiebel, Salz, Pfeffer und frische Kräuter in einer Schüssel vermischen.
3. Die Paprikahälften mit der Quinoa-Gemüse-Mischung füllen.
4. Die gefüllten Paprikas in eine Auflaufform setzen und im Ofen ca. 30 Min. backen, bis die Paprikas weich sind.
5. Warm servieren.

Nährwerte (pro Portion): Kalorien: 250 | Fett: 3g | Kohlenhydrate: 45g | Protein: 9g

Zucchini-Nudeln mit Tomaten-Basilikum-Sauce

Zubereitungszeit: 15 Min. | **Kochzeit:** 10 Min. | **Portionen:** 4

Zutaten:

- 4 mittelgroße Zucchini, spiralsiert
- 400 g gehackte Tomaten aus der Dose
- 2 Knoblauchzehen, fein gehackt
- 2 EL frischer Basilikum, gehackt
- Salz und Pfeffer nach Geschmack

Zubereitung:

1. Die Zucchini-Nudeln in einem Sieb über kochendem Wasser ca. 2-3 Min. dämpfen, bis sie weich sind. Beiseite stellen.

2. Die gehackten Tomaten und Knoblauch in einem Topf bei mittlerer Hitze erwärmen, bis die Sauce heiß ist.

3. Basilikum unterrühren und mit Salz und Pfeffer abschmecken.

4. Die Sauce über die Zucchini-Nudeln geben und servieren.

Nährwerte (pro Portion): Kalorien: 90 | Fett: 1g | Kohlenhydrate: 17g | Protein: 4g

Gemüse-Curry mit Kokosmilch

Zubereitungszeit: 15 Min. | **Kochzeit:** 20 Min. | **Portionen:** 4

Zutaten:

- 400 ml Kokosmilch, ungesüßt
- 1 EL Currypulver
- 1 süße Kartoffel, gewürfelt
- 1 Brokkoli, in Röschen geschnitten
- 1 rote Paprika, gewürfelt
- Salz und Pfeffer nach Geschmack

Zubereitung:

1. Kokosmilch und Currypulver in einem großen Topf bei mittlerer Hitze zum Kochen bringen.

2. Süße Kartoffel hinzufügen und ca. 10 Min. köcheln lassen.

3. Brokkoli und rote Paprika hinzufügen und weitere 10 Min. kochen, bis das Gemüse weich ist.

4. Mit Salz und Pfeffer abschmecken und servieren.

Nährwerte (pro Portion): Kalorien: 300 | Fett: 24g | Kohlenhydrate: 20g | Protein: 5g

Rote Linsensuppe

Zubereitungszeit: 10 Min. | **Kochzeit:** 25 Min. | **Portionen:** 4

Zutaten:

- 200 g rote Linsen, gespült
- 1 Liter Gemüsebrühe (natriumarm)
- 1 Zwiebel, gewürfelt
- 2 Karotten, gewürfelt
- 2 Knoblauchzehen, fein gehackt
- 1 TL Kreuzkümmel

- Salz und Pfeffer nach Geschmack

Zubereitung:

1. Alle Zutaten in einem großen Topf geben und zum Kochen bringen.
2. Die Hitze reduzieren und ca. 25 Min. köcheln lassen, bis die Linsen weich sind.
3. Mit einem Stabmixer leicht pürieren, um eine teilweise glatte Konsistenz zu erreichen.
4. Mit Salz und Pfeffer abschmecken und servieren.

Nährwerte (pro Portion): Kalorien: 180 | Fett: 1g | Kohlenhydrate: 30g | Protein: 12g

Lachs im Pergament mit Dill und Zitrone

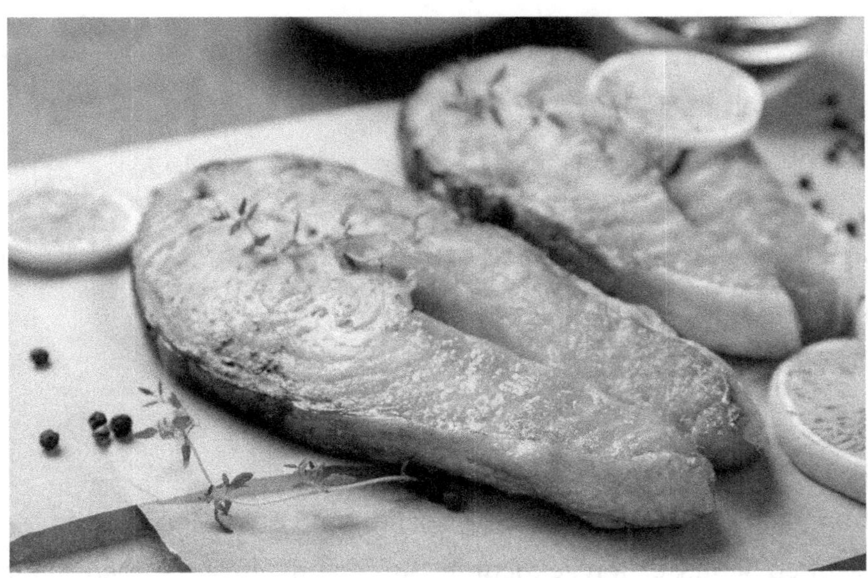

Zubereitungszeit: 10 Min. | **Kochzeit:** 20 Min. | **Portionen:** 4

Zutaten:

- 4 Lachsfilets (je 150 g)
- 2 Zitronen, in Scheiben geschnitten
- 4 Zweige frischer Dill
- Salz und Pfeffer nach Geschmack

Zubereitung:

1. Den Backofen auf 180°C vorheizen.
2. Für jedes Lachsfilet ein großes Stück Pergamentpapier vorbereiten.
3. Jedes Filet mit Salz und Pfeffer würzen, mit Zitronenscheiben belegen und einen Zweig Dill darauflegen.
4. Das Pergamentpapier um den Lachs herum falten, um ein Päckchen zu bilden, und die Ränder fest zusammenrollen, um sie zu verschließen.
5. Die Päckchen auf ein Backblech legen und im vorgeheizten Ofen etwa 20 Min backen.
6. Zum Servieren die Päckchen öffnen und den Lachs mit dem entstandenen Dampf und Aroma genießen.

Nährwerte (pro Portion): Kalorien: 220 | Fett: 12g | Kohlenhydrate: 0g | Protein: 25g

Mediterraner Quinoa-Salat

Zubereitungszeit: 15 Min. | **Kochzeit:** 20 Min. | **Portionen:** 4

Zutaten:

- 200 g Quinoa, gekocht
- 1 Gurke, gewürfelt
- 200 g Kirschtomaten, halbiert
- 100 g schwarze Oliven, entsteint
- 200 g Feta, gewürfelt
- Saft von 1 Zitrone
- Frische Minze und Petersilie, gehackt
- Salz und Pfeffer nach Geschmack

Zubereitung:

1. Die Quinoa nach Packungsanweisung kochen und abkühlen lassen.
2. In einer großen Schüssel den gekochten Quinoa mit Gurke, Kirschtomaten, schwarzen Oliven und Feta vermischen.
3. Zitronensaft, gehackte Minze und Petersilie hinzufügen. Mit Salz und Pfeffer abschmecken.
4. Den Salat gut durchmischen und vor dem Servieren etwas ziehen lassen.

Nährwerte (pro Portion): Kalorien: 350 | Fett: 18g | Kohlenhydrate: 35g | Protein: 12g

Zubereitungszeit: 10 Min. | **Kochzeit:** 0 Min. | **Portionen:** 4

Zutaten:

- 2 reife Avocados, in dünne Scheiben geschnitten
- 100 g Rucola
- 50 g Parmesanspäne
- Balsamico-Reduktion
- Salz und Pfeffer nach Geschmack

Zubereitung:

1. Avocadoscheiben auf einem Teller auslegen.
2. Rucola über die Avocadoscheiben streuen.
3. Mit Parmesanspänen garnieren und mit Balsamico-Reduktion beträufeln.
4. Mit Salz und Pfeffer abschmecken und sofort servieren.

Nährwerte (pro Portion): Kalorien: 250 | Fett: 20g | Kohlenhydrate: 12g | Protein: 7g

Geräucherter Forellen-Salat mit Apfel und Fenchel

Zubereitungszeit: 15 Min. | **Kochzeit:** 0 Min. | **Portionen:** 4

Zutaten:

- 200 g geräucherte Forelle, in Stücke gezupft
- 1 Fenchelknolle, dünn gehobelt
- 1 Apfel, dünn geschnitten
- Saft von 1 Zitrone
- 2 EL Olivenöl (nicht erhitzt)
- Salz und Pfeffer nach Geschmack
- Frische Dillzweige zur Dekoration

Zubereitung:

1. Forellenstücke, Fenchel und Apfelscheiben in einer Schüssel vermischen.
2. Zitronensaft und Olivenöl darübergeben und vorsichtig vermengen, um alle Zutaten zu marinieren.
3. Mit Salz und Pfeffer abschmecken.
4. Den Salat auf Tellern anrichten und mit frischem Dill garnieren.

Nährwerte (pro Portion): Kalorien: 180 | Fett: 9g | Kohlenhydrate: 7g | Protein: 17g

Zubereitungszeit: 20 Min. | **Kochzeit:** 0 Min. | **Portionen:** 4

Zutaten:

- 2 Avocados, gewürfelt
- 1 rote Paprika, fein gewürfelt
- 1 gelbe Paprika, fein gewürfelt
- 1 kleine rote Zwiebel, fein gehackt
- Saft von 2 Limetten
- Frische Korianderblätter, gehackt
- Salz und Pfeffer nach Geschmack

Zubereitung:

1. Alle Zutaten in einer Schüssel vorsichtig vermischen, um die Avocado nicht zu zerdrücken.
2. Mit Limettensaft, Salz und Pfeffer abschmecken.
3. Das Tatar in kleine Ringformen füllen und auf Tellern anrichten.
4. Mit frischem Koriander garnieren und servieren.

Nährwerte (pro Portion): Kalorien: 220 | Fett: 15g | Kohlenhydrate: 20g | Protein: 3g

Portobello-Pilze mit Ziegenkäse und Walnusskruste

Zubereitungszeit: 10 Min. | **Kochzeit:** 20 Min. | **Portionen:** 4

Zutaten:

- 4 große Portobello-Pilze, Stiele entfernt
- 200 g Ziegenkäse, weich
- 50 g Walnüsse, gehackt
- Frische Thymianblätter
- Salz und Pfeffer nach Geschmack

Zubereitung:

1. Den Backofen auf 180°C vorheizen.
2. Pilze mit der Öffnung nach oben auf ein mit Backpapier ausgelegtes Backblech legen.
3. Jeden Pilz mit Ziegenkäse füllen und mit gehackten Walnüssen bestreuen.
4. Mit Thymian, Salz und Pfeffer würzen.
5. Im Ofen ca. 20 Min backen, bis die Walnüsse goldbraun sind.
6. Warm servieren.

Nährwerte (pro Portion): Kalorien: 290 | Fett: 24g | Kohlenhydrate: 6g | Protein: 14g

Gebackener Butternut-Kürbis mit Feta und Granatapfel

Zubereitungszeit: 15 Min. | **Kochzeit:** 30 Min. | **Portionen:** 4

Zutaten:

- 1 mittelgroßer Butternut-Kürbis, halbiert und entkernt
- 200 g Feta, zerbröselt
- Kerne von 1 Granatapfel
- Einige Zweige frischer Thymian
- Salz und Pfeffer nach Geschmack

Zubereitung:

1. Den Backofen auf 200°C vorheizen.
2. Den Kürbis mit der Schnittfläche nach oben auf ein Backblech legen, mit Salz und Pfeffer würzen und Thymian darauf verteilen.
3. Im Ofen etwa 30 Min backen, bis der Kürbis weich ist.
4. Den gebackenen Kürbis mit Feta bestreuen und weitere 5 Min backen, bis der Käse leicht schmilzt.
5. Vor dem Servieren mit Granatapfelkernen garnieren.

Nährwerte (pro Portion): Kalorien: 260 | Fett: 15g | Kohlenhydrate: 24g | Protein: 8g

Rote Bete Carpaccio mit Walnuss-Dressing

Zubereitungszeit: 20 Min. | **Kochzeit:** 0 Min. | **Portionen:** 4

Zutaten:

- 2 große Rote Bete, roh, dünn geschnitten
- 50 g Walnüsse, fein gehackt
- 2 EL Apfelessig
- 1 TL Dijon-Senf
- 1 TL Honig (optional, für Diabetiker angepasst)
- Frische Petersilie, gehackt
- Salz und Pfeffer nach Geschmack

Zubereitung:

1. Die dünn geschnittenen Rote Bete-Scheiben auf Tellern auslegen.

2. Walnüsse, Apfelessig, Dijon-Senf, Honig, Salz und Pfeffer in einer kleinen Schüssel vermischen, um das Dressing herzustellen.

3. Das Dressing über die Rote Bete-Scheiben träufeln.

4. Mit frischer Petersilie garnieren und sofort servieren.

Nährwerte (pro Portion): Kalorien: 180 | Fett: 12g | Kohlenhydrate: 16g | Protein: 4g

Gegrillte Aubergine mit Joghurt-Minz-Sauce

Zubereitungszeit: 10 Min. | **Kochzeit:** 15 Min. | **Portionen:** 4

Zutaten:

- 2 große Auberginen, längs in Scheiben geschnitten
- 200 g griechischer Joghurt (niedrig im Fettgehalt)
- 2 EL frische Minze, gehackt
- 1 Knoblauchzehe, fein gerieben
- Saft von 1 Zitrone
- Salz und Pfeffer nach Geschmack

Zubereitung:

1. Die Auberginenscheiben mit Salz bestreuen und etwa 10 Min ruhen lassen, um Bitterstoffe zu entfernen. Anschließend abtupfen.

2. Die Auberginenscheiben auf einem Grill oder in einer Grillpfanne ohne Öl grillen, bis sie weich und leicht gebräunt sind.

3. Für die Sauce griechischen Joghurt mit Minze, Knoblauch, Zitronensaft, Salz und Pfeffer vermischen.

4. Die gegrillten Auberginenscheiben mit der Joghurt-Minz-Sauce servieren.

Nährwerte (pro Portion): Kalorien: 120 | Fett: 3g | Kohlenhydrate: 18g | Protein: 6g

Zubereitungszeit: 15 Min. | **Kochzeit:** 30 Min. | **Portionen:** 4

Zutaten:

- 1 kg Kürbisfleisch, gewürfelt
- 1 Zwiebel, gewürfelt
- 2 cm frischer Ingwer, gerieben
- 400 ml Kokosmilch
- 800 ml Gemüsebrühe
- Salz und Pfeffer nach Geschmack
- Kürbiskerne zum Garnieren

Zubereitung:

1. Kürbis, Zwiebel und Ingwer in einem großen Topf mit ein wenig Wasser dünsten, bis die Zwiebel glasig ist.
2. Mit Gemüsebrühe aufgießen und zum Kochen bringen.
3. Bei mittlerer Hitze köcheln lassen, bis der Kürbis weich ist.
4. Die Suppe vom Herd nehmen, Kokosmilch hinzufügen und mit einem Stabmixer pürieren.
5. Mit Salz und Pfeffer abschmecken und mit Kürbiskernen garniert servieren.

Nährwerte (pro Portion): Kalorien: 250 | Fett: 18g | Kohlenhydrate: 20g | Protein: 5g

Gefüllte Tomaten mit Quinoa-Salat

Zubereitungszeit: 20 Min. | **Kochzeit:** 0 Min. | **Portionen:** 4

Zutaten:

- 4 große Tomaten
- 200 g Quinoa, gekocht
- 1 kleine Gurke, gewürfelt
- 1 rote Paprika, gewürfelt
- 2 EL Koriander, gehackt
- Saft von 1 Limette
- Salz und Pfeffer nach Geschmack

Zubereitung:

1. Die Oberseite der Tomaten abschneiden und das Innere vorsichtig herauslöffeln, um eine Hülle zu schaffen.

2. Quinoa, Gurke, rote Paprika, Koriander, Limettensaft, Salz und Pfeffer in einer Schüssel vermischen.

3. Die Tomatenhüllen mit der Quinoa-Mischung füllen.

4. Gekühlt servieren.

Nährwerte (pro Portion): Kalorien: 200 | Fett: 2g | Kohlenhydrate: 37g | Protein: 8g

Schnelle Snacks

Knusprige Kichererbsen

Zubereitungszeit: 5 Min. | **Kochzeit:** 30 Min. | **Portionen:** 4

Zutaten:

- 400 g Kichererbsen (Dose), abgespült und getrocknet
- 1 TL Paprikapulver
- 1/2 TL Kreuzkümmel
- Salz und Pfeffer

Zubereitung:

1. Kichererbsen auf einem Backblech verteilen.
2. Mit Paprikapulver, Kreuzkümmel, Salz und Pfeffer würzen.
3. Bei 200°C im Ofen etwa 30 Min rösten, bis sie knusprig sind.
4. Abkühlen lassen und als knusprigen Snack genießen.

Nährwerte (pro Portion): Kalorien: 120 | Fett: 2g | Kohlenhydrate: 20g | Protein: 6g

---

Apfel-Zimt-Chips

Zubereitungszeit: 5 Min. | **Kochzeit:** 2 Std. | **Portionen:** 4

Zutaten:

- 2 Äpfel, dünn geschnitten
- 1/2 TL Zimt

Zubereitung:

1. Apfelscheiben auf einem Backblech auslegen.
2. Mit Zimt bestreuen.
3. Bei 100°C im Ofen etwa 2 Stunden backen, bis sie knusprig sind.
4. Abkühlen lassen und als gesunden Snack genießen.

Nährwerte (pro Portion): Kalorien: 50 | Fett: 0g | Kohlenhydrate: 13g | Protein: 0g

Gemüsesticks mit Hummus

Zubereitungszeit: 10 Min. | **Kochzeit:** 0 Min. | **Portionen:** 4

Zutaten:

- Verschiedene rohe Gemüse (Karotten, Paprika, Gurken), in Sticks geschnitten
- 200 g Hummus

Zubereitung:

1. Gemüse waschen und in Sticks schneiden.
2. Hummus in eine kleine Schüssel geben.
3. Gemüsesticks in Hummus dippen und genießen.

Nährwerte (pro Portion): Kalorien: 150 | Fett: 9g | Kohlenhydrate: 12g | Protein: 5g

Joghurt-Beeren-Tassen

Zubereitungszeit: 10 Min. | **Kochzeit:** 0 Min. | **Portionen:** 4

Zutaten:

- 400 g griechischer Joghurt (niedriger Fettgehalt)
- 200 g gemischte Beeren (frisch oder gefroren)
- Einige Minzblätter zur Dekoration

Zubereitung:

1. Griechischen Joghurt gleichmäßig auf vier Tassen verteilen.
2. Mit einer Auswahl an gemischten Beeren toppen.
3. Mit Minzblättern dekorieren und servieren.

Nährwerte (pro Portion): Kalorien: 100 | Fett: 1g | Kohlenhydrate: 12g | Protein: 10g

Zubereitungszeit: 10 Min. | **Kochzeit:** 0 Min. | **Portionen:** 4

Zutaten:

- 2 reife Avocados
- 100 g Kirschtomaten, halbiert
- 100 g Mini-Mozzarella-Kugeln
- Balsamico-Reduktion zum Beträufeln
- Salz und Pfeffer

Zubereitung:

1. Avocados halbieren und entkernen, um eine "Boot"-Form zu erstellen.
2. Tomaten und Mozzarella in den Avocadohälften verteilen.
3. Mit Balsamico-Reduktion beträufeln und mit Salz und Pfeffer abschmecken.
4. Sofort servieren.

Nährwerte (pro Portion): Kalorien: 220 | Fett: 18g | Kohlenhydrate: 8g | Protein: 8g

Zubereitungszeit: 5 Min. | **Kochzeit:** 0 Min. (plus Quellzeit für Chiasamen: mindestens 1 Stunde) | **Portionen:** 4

Zutaten:

- 400 g ungesüßter Mandeljoghurt
- 4 EL Chiasamen
- 1 TL Vanilleextrakt
- Frische Beeren nach Wahl für das Topping
- Ein Spritzer Zitronensaft

Zubereitung:

1. Mandeljoghurt, Chiasamen und Vanilleextrakt in einer Schüssel gut vermischen.
2. Die Mischung mindestens 1 Stunde im Kühlschrank quellen lassen, bis die Chiasamen aufgequollen sind.
3. Vor dem Servieren mit frischen Beeren und einem Spritzer Zitronensaft toppen.

Nährwerte (pro Portion): Kalorien: 150 | Fett: 7g | Kohlenhydrate: 12g | Protein: 5g

Zubereitungszeit: 10 Min. | **Kochzeit:** 0 Min. | **Portionen:** 4

Zutaten:

- 1 große Gurke
- 200 g Hummus
- Paprikapulver
- Frische Kräuter (z.B. Dill oder Petersilie), fein gehackt

Zubereitung:

1. Gurke der Länge nach in dünne Scheiben schneiden (ein Gemüseschäler eignet sich gut dafür).
2. Jede Gurkenscheibe dünn mit Hummus bestreichen.
3. Mit Paprikapulver und frischen Kräutern bestreuen.
4. Die Gurkenscheiben vorsichtig aufrollen und sofort servieren.

Nährwerte (pro Portion): Kalorien: 100 | Fett: 5g | Kohlenhydrate: 8g | Protein: 5g

Sellerie- und Karottensticks mit Erdnussbutter

Zubereitungszeit: 5 Min. | **Kochzeit:** 0 Min. | **Portionen:** 4

Zutaten:

- 4 Stangen Sellerie, in Sticks geschnitten
- 2 Karotten, in Sticks geschnitten
- 4 EL ungesüßte Erdnussbutter

Zubereitung:

1. Sellerie- und Karottensticks gleichmäßig auf vier Teller verteilen.
2. Jeden Teller mit einem Esslöffel Erdnussbutter servieren, ideal zum Dippen der Sticks.

Nährwerte (pro Portion): Kalorien: 120 | Fett: 8g | Kohlenhydrate: 8g | Protein: 4g

Zubereitungszeit: 5 Min. | **Kochzeit:** 0 Min. | **Portionen:** 4

Zutaten:

- 400 g Cottage Cheese (niedriger Fettgehalt)
- 200 g Kirschtomaten, halbiert
- Frische Basilikumblätter, gehackt
- Schwarzer Pfeffer

Zubereitung:

1. Cottage Cheese auf vier Schüsseln verteilen.
2. Mit Kirschtomaten und frischem Basilikum garnieren.
3. Mit frisch gemahlenem schwarzen Pfeffer abschmecken und servieren.

Nährwerte (pro Portion): Kalorien: 120 | Fett: 2g | Kohlenhydrate: 5g | Protein: 18g

Zubereitungszeit: 5 Min. | **Kochzeit:** 10 Min. | **Portionen:** 4

Zutaten:

- 200 g Kürbiskerne
- 2 EL Sojasauce (natriumarm)

Zubereitung:

1. Kürbiskerne in einer trockenen Pfanne bei mittlerer Hitze rösten, bis sie anfangen zu duften.
2. Sojasauce über die Kürbiskerne geben und gut vermischen, bis sie gleichmäßig überzogen sind.
3. Weiter rösten, bis die Flüssigkeit verdampft ist.
4. Abkühlen lassen und servieren.

Nährwerte (pro Portion): Kalorien: 180 | Fett: 15g | Kohlenhydrate: 3g | Protein: 9g

Zubereitungszeit: 10 Min. | **Kochzeit:** 0 Min. (Gefrierzeit: mindestens 2 Stunden) | **Portionen:** 4

Zutaten:

- 200 g griechischer Joghurt (niedriger Fettgehalt)
- 100 g gemischte Beeren (frisch oder gefroren)
- Ein paar Tropfen Stevia (optional)

Zubereitung:

1. Griechischen Joghurt mit Stevia (falls verwendet) süßen und gut vermischen.
2. Beeren unter den Joghurt heben.
3. Die Mischung in Eiswürfelformen füllen und mindestens 2 Stunden einfrieren, bis sie fest sind.
4. Aus den Formen lösen und als erfrischenden Snack genießen.

Nährwerte (pro Portion): Kalorien: 60 | Fett: 1g | Kohlenhydrate: 6g | Protein: 6g

Gefüllte Mini-Paprikas mit Quinoa

Zubereitungszeit: 15 Min. | **Kochzeit:** 0 Min. | **Portionen:** 4

Zutaten:

- 12 Mini-Paprikas, halbiert und entkernt
- 200 g Quinoa, gekocht und abgekühlt
- 50 g Feta, zerbröselt
- 2 EL Olivenöl
- 1 kleine rote Zwiebel, fein gewürfelt
- Saft von 1 Limette
- 2 EL frische Petersilie, gehackt
- Salz und Pfeffer nach Geschmack

Zubereitung:

1. Quinoa in einer Schüssel mit Feta, Olivenöl, roter Zwiebel, Limettensaft und Petersilie vermengen. Mit Salz und Pfeffer abschmecken.
2. Die Mischung gleichmäßig in die halbierten Mini-Paprikas füllen.
3. Die gefüllten Paprikas können sofort serviert oder für ein paar Stunden im Kühlschrank gelagert werden, um die Aromen zu intensivieren.

Nährwerte (pro Portion): Kalorien: 200 | Fett: 8g | Kohlenhydrate: 25g | Protein: 7g

Avocado-Ei-Salat auf Vollkornbrot

Zubereitungszeit: 10 Min. | **Kochzeit:** 10 Min. | **Portionen:** 4

Zutaten:

- 4 hartgekochte Eier, gehackt
- 1 reife Avocado, gewürfelt
- 2 EL griechischer Joghurt (niedriger Fettgehalt)
- 1 TL Senf
- Saft von 1/2 Zitrone
- 4 Scheiben Vollkornbrot
- Salz und Pfeffer nach Geschmack

- Frischer Schnittlauch, gehackt

Zubereitung:

1. In einer Schüssel Eier, Avocado, griechischen Joghurt, Senf und Zitronensaft vermengen. Mit Salz und Pfeffer abschmecken.
2. Die Mischung großzügig auf die Vollkornscheiben verteilen.
3. Mit frischem Schnittlauch bestreuen und servieren.

Nährwerte (pro Portion): Kalorien: 250 | Fett: 15g | Kohlenhydrate: 20g | Protein: 12g

Süßkartoffel-Hummus

Zubereitungszeit: 10 Min. | **Kochzeit:** 30 Min. | **Portionen:** 4

Zutaten:

- 1 große Süßkartoffel, gewürfelt und weich gekocht
- 200 g Kichererbsen, abgespült und abgetropft
- 2 EL Tahini
- 2 Knoblauchzehen, gepresst
- Saft von 1 Zitrone
- 1/2 TL Paprikapulver
- Salz und Pfeffer nach Geschmack
- Ein wenig Olivenöl zum Garnieren

Zubereitung:

1. Die gekochte Süßkartoffel zusammen mit den Kichererbsen, Tahini, Knoblauch, Zitronensaft und Paprikapulver in einen Mixer geben.
2. Alles zu einer glatten Masse pürieren, mit Salz und Pfeffer abschmecken.
3. Den Hummus in eine Schüssel geben, mit einem Schuss Olivenöl und etwas Paprikapulver garnieren.
4. Mit frischem Gemüse oder Vollkorn-Crackern servieren.

Nährwerte (pro Portion): Kalorien: 180 | Fett: 8g | Kohlenhydrate: 22g | Protein: 6g

Zucchini-Käse-Sticks

Zubereitungszeit: 10 Min. | **Kochzeit:** 20 Min. | **Portionen:** 4

Zutaten:

- 2 Zucchini, längs in Streifen geschnitten
- 100 g geriebener Mozzarella (niedriger Fettgehalt)
- 50 g Vollkorn-Paniermehl
- 1 Ei, verquirlt
- 1 TL italienische Kräuter
- Salz und Pfeffer nach Geschmack

Zubereitung:

1. Zucchinistreifen erst in Ei, dann in einer Mischung aus Vollkorn-Paniermehl, Mozzarella und italienischen Kräutern wenden. Mit Salz und Pfeffer würzen.
2. Auf ein mit Backpapier ausgelegtes Backblech legen und bei 200°C ca. 20 Min backen, bis sie goldbraun und knusprig sind.
3. Warm servieren, idealerweise mit einem leichten Joghurt-Dip.

Nährwerte (pro Portion): Kalorien: 150 | Fett: 6g | Kohlenhydrate: 14g | Protein: 10g

Birnen-Schiffchen mit Ziegenkäse und Walnüssen

Zubereitungszeit: 10 Min. | **Kochzeit:** 0 Min. | **Portionen:** 4

Zutaten:

- 2 reife Birnen, halbiert und entkernt
- 100 g Ziegenkäse, weich
- 30 g Walnüsse, grob gehackt
- Ein wenig Honig zum Beträufeln
- Frische Thymianblätter

Zubereitung:

1. Birnenhälften auf Tellern anrichten.
2. Jede Birnenhälfte mit Ziegenkäse füllen und mit Walnüssen bestreuen.
3. Leicht mit Honig beträufeln und mit Thymian garnieren.
4. Sofort servieren, ideal als frischer und süßer Snack.

Nährwerte (pro Portion): Kalorien: 180 | Fett: 10g | Kohlenhydrate: 18g | Protein: 6g

Zubereitungszeit: 15 Min. | **Kochzeit:** 0 Min. | **Portionen:** 4

Zutaten:

- 4 Nori-Blätter
- 1 Avocado, in Streifen geschnitten
- 1 Karotte, julienne geschnitten
- 1 Gurke, julienne geschnitten
- 100 g frischer Spinat
- 1 EL Sesamsamen
- Sojasauce zum Dippen (natriumarm)

Zubereitung:

1. Ein Nori-Blatt auf eine Bambusmatte oder eine saubere Oberfläche legen.
2. In der Mitte des Blatts Avocado, Karotte, Gurke und Spinat verteilen.
3. Das Nori-Blatt vorsichtig aufrollen, dabei die Füllung fest einpacken.
4. Die Rolle in mundgerechte Stücke schneiden und mit Sesamsamen bestreuen.
5. Mit natriumarmer Sojasauce servieren.

Nährwerte (pro Portion): Kalorien: 110 | Fett: 7g | Kohlenhydrate: 9g | Protein: 3g

Knusprige Edamame mit Meersalz

Zubereitungszeit: 5 Min. | **Kochzeit:** 15 Min. | **Portionen:** 4

Zutaten:

- 400 g gefrorene Edamame (ungeschält)
- 1 TL Olivenöl
- Grobes Meersalz nach Geschmack

Zubereitung:

1. Den Ofen auf 200°C vorheizen.
2. Die gefrorenen Edamame auf einem Backblech verteilen und mit Olivenöl beträufeln.
3. Etwa 15 Min rösten, bis sie goldbraun und knusprig sind.
4. Noch warm mit grobem Meersalz bestreuen und servieren.

Nährwerte (pro Portion): Kalorien: 120 | Fett: 5g | Kohlenhydrate: 10g | Protein: 11g

Zubereitungszeit: 10 Min. | **Kochzeit:** 0 Min. | **Portionen:** 4

Zutaten:

- 1 große Gurke, gewürfelt
- 200 g Kichererbsen, abgespült und abgetropft
- 2 EL frischer Dill, gehackt
- 2 EL Zitronensaft
- 1 EL Olivenöl
- Salz und Pfeffer nach Geschmack

Zubereitung:

1. Gurke, Kichererbsen und Dill in einer großen Schüssel vermengen.
2. Zitronensaft und Olivenöl darübergeben und gut umrühren.
3. Mit Salz und Pfeffer abschmecken und kühl servieren.

Nährwerte (pro Portion): Kalorien: 150 | Fett: 5g | Kohlenhydrate: 20g | Protein: 7g

Apfel-Mandel-Butter-Bites

Zubereitungszeit: 5 Min. | **Kochzeit:** 0 Min. | **Portionen:** 4

Zutaten:

- 2 Äpfel, in Scheiben geschnitten
- 4 EL Mandelbutter
- Eine Prise Zimt

Zubereitung:

1. Apfelscheiben auf einem Teller anrichten.
2. Jede Apfelscheibe mit Mandelbutter bestreichen.
3. Leicht mit Zimt bestäuben und sofort servieren.

Nährwerte (pro Portion): Kalorien: 180 | Fett: 10g | Kohlenhydrate: 20g | Protein: 4g

Zubereitungszeit: 10 Min. | **Kochzeit:** 5 Min. | **Portionen:** 4

Zutaten:

- 1 Baguette, in Scheiben geschnitten und leicht getoastet
- 200 g vorgekochte Rote Bete, in Scheiben geschnitten
- 100 g Ziegenkäse, zerbröckelt
- Frischer Thymian zum Garnieren
- Balsamico-Reduktion zum Beträufeln

Zubereitung:

1. Jede Baguettescheibe mit Ziegenkäse belegen und mit Rote-Bete-Scheiben toppen.
2. Mit frischem Thymian garnieren und mit Balsamico-Reduktion beträufeln.
3. Sofort servieren oder bis zum Verzehr kühl stellen.

Nährwerte (pro Portion): Kalorien: 250 | Fett: 9g | Kohlenhydrate: 30g | Protein: 10g

Zubereitungszeit: 10 Min. | **Kochzeit:** 20 Min. | **Portionen:** 4

Zutaten:

- 400 g fester Tofu, in Sticks geschnitten
- 2 EL Sojasauce (natriumarm)
- 1 EL Ahornsirup
- 2 EL Sesamsamen
- 1 TL Knoblauchpulver

Zubereitung:

1. Tofu-Sticks in einer Mischung aus Sojasauce, Ahornsirup und Knoblauchpulver marinieren.
2. Die marinierten Tofu-Sticks auf ein mit Backpapier ausgelegtes Backblech legen und mit Sesamsamen bestreuen.
3. Bei 200°C etwa 20 Min backen, bis sie knusprig sind.
4. Warm oder kalt als proteinreichen Snack genießen.

Nährwerte (pro Portion): Kalorien: 160 | Fett: 9g | Kohlenhydrate: 8g | Protein: 14g

Süßspeisen mit niedrigem glykämischen Index

Avocado Schokoladen Mousse

Zubereitungszeit: 10 Min. | **Kochzeit:** 0 Min. | **Portionen:** 4

Zutaten:

- 2 reife Avocados, entkernt und geschält
- 4 EL ungesüßtes Kakaopulver
- 3 EL Ahornsirup oder ein diabetikerfreundlicher Süßstoff
- 1 TL Vanilleextrakt
- Eine Prise Salz
- Frische Beeren für das Topping

Zubereitung:

1. Avocados, Kakaopulver, Ahornsirup (oder Süßstoff), Vanilleextrakt und Salz in einem Mixer glatt pürieren.
2. Die Mousse in Dessertschälchen füllen und mindestens 1 Stunde im Kühlschrank kalt stellen.
3. Vor dem Servieren mit frischen Beeren garnieren.

Nährwerte (pro Portion): Kalorien: 220 | Fett: 15g | Kohlenhydrate: 20g (Nettokohlenhydrate je nach verwendetem Süßstoff anpassen) | Protein: 3g

Zubereitungszeit: 10 Min. + Quellzeit | **Kochzeit:** 0 Min. | **Portionen:** 4

Zutaten:

- 400 ml Kokosmilch
- 6 EL Chiasamen
- 2 EL Ahornsirup oder ein diabetikerfreundlicher Süßstoff
- 1 TL Vanilleextrakt
- 200 g gemischte Beeren (frisch oder gefroren)

Zubereitung:

1. Kokosmilch, Chiasamen, Ahornsirup (oder Süßstoff) und Vanilleextrakt in einer Schüssel gut verrühren.
2. Die Mischung abdecken und über Nacht im Kühlschrank quellen lassen.
3. Vor dem Servieren den Pudding umrühren und auf Schälchen verteilen. Mit Beeren toppen.

Nährwerte (pro Portion): Kalorien: 250 | Fett: 18g | Kohlenhydrate: 20g | Protein: 5g

Mandel Joghurt mit Zimtapfel

Zubereitungszeit: 10 Min. | **Kochzeit:** 5 Min. | **Portionen:** 4

Zutaten:

- 2 Äpfel, in Würfel geschnitten
- 1 TL Zimt
- 400 g griechischer Joghurt (niedriger Fettgehalt)
- 4 EL gehackte Mandeln
- Einige Tropfen Stevia oder ein anderer diabetikerfreundlicher Süßstoff

Zubereitung:

1. Die Apfelwürfel mit Zimt (und bei Bedarf mit etwas Wasser) in einem Topf weich kochen.
2. Griechischen Joghurt auf vier Schüsseln verteilen.
3. Die gekochten Apfelwürfel auf dem Joghurt anrichten.
4. Mit gehackten Mandeln bestreuen und nach Geschmack mit Stevia süßen.

Nährwerte (pro Portion): Kalorien: 150 | Fett: 8g | Kohlenhydrate: 12g | Protein: 10g

Zubereitungszeit: 15 Min. + Gefrierzeit | **Kochzeit:** 0 Min. | **Portionen:** 4

Zutaten:

- 500 g Erdbeeren, frisch oder gefroren
- Einige Blätter frisches Basilikum
- 3 EL Zitronensaft
- 2 EL Ahornsirup oder ein diabetikerfreundlicher Süßstoff

Zubereitung:

1. Erdbeeren, Basilikum, Zitronensaft und Ahornsirup (oder Süßstoff) in einem Mixer glatt pürieren.
2. Die Mischung in eine gefriergeeignete Schale füllen und mindestens 4 Stunden gefrieren lassen.
3. Vor dem Servieren das Sorbet kurz bei Raumtemperatur stehen lassen, um es leichter portionieren zu können.

Nährwerte (pro Portion): Kalorien: 80 | Fett: 0g | Kohlenhydrate: 19g (Nettokohlenhydrate je nach verwendetem Süßstoff anpassen) | Protein: 1g

Zubereitungszeit: 15 Min. | **Kochzeit:** 0 Min. | **Portionen:** 4

Zutaten:

- 200 g Kürbispüree (ohne Zuckerzusatz)
- 200 ml Kokosmilch
- 2 TL Pumpkin Pie Gewürz (oder Zimt, Nelken, Muskat)
- 2 EL Ahornsirup oder ein diabetikerfreundlicher Süßstoff
- Kokosflocken zum Garnieren

Zubereitung:

1. Kürbispüree, Kokosmilch, Pumpkin Pie Gewürz und Ahornsirup (oder Süßstoff) in einer Schüssel glatt rühren.
2. Die Creme auf Dessertschälchen verteilen und mindestens 2 Stunden im Kühlschrank kühlen.
3. Vor dem Servieren mit Kokosflocken garnieren.

Nährwerte (pro Portion): Kalorien: 150 | Fett: 11g | Kohlenhydrate: 12g | Protein: 2g

Zubereitungszeit: 20 Min. | **Kochzeit:** 0 Min. | **Portionen:** 4

Zutaten:

- 100 g Mandeln, fein gemahlen
- 50 g ungesüßtes Kakaopulver
- 50 g Kokosraspeln
- 4 EL Chiasamen
- 6 Datteln, entsteint und fein gehackt
- 2 EL Kokosöl
- Ein Schuss Wasser, falls nötig

Zubereitung:

1. Alle Zutaten in eine Küchenmaschine geben und mixen, bis eine klebrige Masse entsteht.
2. Mit feuchten Händen kleine Bällchen formen.
3. Die Bällchen im Kühlschrank fest werden lassen, bevor sie serviert werden.

Nährwerte (pro Portion): Kalorien: 220 | Fett: 14g | Kohlenhydrate: 18g | Protein: 5g

Gefrorene Joghurt-Bark mit Beeren und Nüssen

Zubereitungszeit: 10 Min. | Gefrierzeit: 2 Std. | **Portionen:** 4

Zutaten:

- 500 g griechischer Joghurt (niedriger Fettgehalt)
- 2 EL Honig oder ein diabetikerfreundlicher Süßstoff
- 1/2 Tasse gemischte Beeren (Erdbeeren, Blaubeeren, Himbeeren)
- 1/4 Tasse gemischte Nüsse (gehackt)
- 2 EL dunkle Schokoladenstückchen (mindestens 70% Kakao)

Zubereitung:

1. Griechischen Joghurt mit Honig oder Süßstoff glatt rühren.
2. Die Joghurtmischung gleichmäßig auf einem mit Backpapier ausgelegten Backblech verteilen.
3. Beeren, Nüsse und Schokoladenstückchen über den Joghurt streuen.
4. Das Backblech für mindestens 2 Stunden ins Gefrierfach stellen, bis der Joghurt fest ist.
5. Die gefrorene Joghurt-Bark in Stücke brechen und servieren.

Nährwerte (pro Portion): Kalorien: 180 | Fett: 8g | Kohlenhydrate: 18g | Protein: 10g

Zubereitungszeit: 15 Min. | **Kochzeit:** 25 Min. | **Portionen:** 4

Zutaten:

- 4 reife Birnen, geschält, entkernt und gewürfelt
- 1 TL Zimt
- 1/2 Tasse gemahlene Mandeln
- 1/4 Tasse Haferflocken
- 2 EL Kokosöl, geschmolzen
- 2 EL Ahornsirup oder ein diabetikerfreundlicher Süßstoff

Zubereitung:

1. Birnenwürfel mit Zimt mischen und in eine Backform geben.
2. Für die Streusel gemahlene Mandeln, Haferflocken, Kokosöl und Ahornsirup vermengen, bis die Mischung krümelig wird.
3. Die Streusel über die Birnen streuen.
4. Bei 180°C etwa 25 Min backen, bis die Oberfläche goldbraun ist.
5. Warm servieren, optional mit einer Kugel zuckerfreiem Vanilleeis.

Nährwerte (pro Portion): Kalorien: 250 | Fett: 14g | Kohlenhydrate: 28g | Protein: 4g

Zubereitungszeit: 15 Min. + Quellzeit | **Kochzeit:** 0 Min. | **Portionen:** 4

Zutaten:

- 400 ml Kokosmilch
- 1/4 Tasse Chiasamen
- 1 reife Mango, püriert
- 2 EL Kokosflocken
- Stevia oder ein anderer diabetikerfreundlicher Süßstoff nach Geschmack

Zubereitung:

1. Kokosmilch und Chiasamen in einer Schüssel verrühren, bis alles gut vermischt ist.
2. Mango pürieren und süßen, falls nötig.
3. Eine Schicht Mangopüree in Gläser füllen, gefolgt von einer Schicht Chia-Pudding.
4. Den Prozess wiederholen, bis die Gläser gefüllt sind.

5. Mit Kokosflocken garnieren und vor dem Servieren mindestens 4 Stunden oder über Nacht im Kühlschrank fest werden lassen.

Nährwerte (pro Portion): Kalorien: 300 | Fett: 24g | Kohlenhydrate: 20g | Protein: 5g

Zucchini Schokoladenkuchen

Zubereitungszeit: 20 Min. | **Kochzeit:** 30 Min. | **Portionen:** 8

Zutaten:

- 2 Tassen geriebene Zucchini
- 1 Tasse Vollkornmehl
- 1/2 Tasse ungesüßtes Kakaopulver
- 1/4 Tasse Olivenöl
- 1/2 Tasse Ahornsirup oder ein diabetikerfreundlicher Süßstoff
- 2 Eier
- 1 TL Backpulver
- 1/2 TL Salz

Zubereitung:

1. Zucchini, Olivenöl, Ahornsirup und Eier in einer Schüssel verrühren.
2. In einer anderen Schüssel Vollkornmehl, Kakaopulver, Backpulver und Salz mischen.
3. Die trockenen Zutaten zu den feuchten geben und verrühren, bis ein glatter Teig entsteht.
4. Den Teig in eine gefettete Backform geben.
5. Bei 180°C etwa 30 Min backen, bis ein Zahnstocher sauber herauskommt.
6. Vor dem Servieren abkühlen lassen.

Nährwerte (pro Portion): Kalorien: 200 | Fett: 9g | Kohlenhydrate: 27g | Protein: 5g

Erdnussbutter Joghurt Dip mit Apfelstücken

Zubereitungszeit: 5 Min. | **Kochzeit:** 0 Min. | **Portionen:** 4

Zutaten:

- 1 Tasse griechischer Joghurt (niedriger Fettgehalt)
- 2 EL natürliche Erdnussbutter
- 1 EL Honig oder ein diabetikerfreundlicher Süßstoff
- 2 Äpfel, in Scheiben geschnitten

Zubereitung:

1. Griechischen Joghurt, Erdnussbutter und Honig in einer Schüssel glatt rühren.
2. Apfelscheiben zum Eintauchen in den Dip servieren.

Nährwerte (pro Portion): Kalorien: 150 | Fett: 8g | Kohlenhydrate: 15g | Protein: 8g

Gefüllte Datteln mit Mandelbutter und dunkler Schokolade

Zubereitungszeit: 10 Min. | **Kochzeit:** 0 Min. | **Portionen:** 4

Zutaten:

- 16 Medjool-Datteln, entsteint
- 1/4 Tasse natürliche Mandelbutter
- 50 g dunkle Schokolade (mindestens 70% Kakao), geschmolzen
- Eine Prise Meersalz

Zubereitung:

1. Jede Dattel längs einschneiden und eine kleine Menge Mandelbutter hineinfüllen.
2. Die gefüllten Datteln kurz in die geschmolzene dunkle Schokolade tauchen und auf ein Backpapier legen.
3. Mit einer Prise Meersalz bestreuen und im Kühlschrank fest werden lassen.

Nährwerte (pro Portion): Kalorien: 220 | Fett: 9g | Kohlenhydrate: 35g | Protein: 3g

Zubereitungszeit: 15 Min. | **Kochzeit:** 0 Min. | **Portionen:** 4

Zutaten:

- 1 Tasse Haferflocken
- 1/2 Tasse Kürbispüree
- 1/4 Tasse gehackte Nüsse (z.B. Walnüsse oder Pekannüsse)
- 2 EL Chiasamen
- 2 EL Ahornsirup oder ein diabetikerfreundlicher Süßstoff
- 1 TL Pumpkin Pie Gewürz

Zubereitung:

1. Alle Zutaten in einer Schüssel gründlich vermischen.
2. Die Mischung zu kleinen Bällen formen und auf ein Backblech legen.
3. Die Snack-Bälle für mindestens 1 Stunde im Kühlschrank fest werden lassen.

Nährwerte (pro Portion): Kalorien: 180 | Fett: 8g | Kohlenhydrate: 24g | Protein: 5g

Avocado Limetten Cheesecake

Zubereitungszeit: 20 Min. | Kühlzeit: 4 Std. | **Portionen:** 8

Zutaten:

- **Für den Boden:**
    - 200 g gemischte Nüsse (Mandeln, Walnüsse)
    - 6 Datteln, entsteint
    - 1 Prise Salz
- **Für die Füllung:**
    - 2 reife Avocados
    - 200 g Frischkäse (niedriger Fettgehalt)
    - Saft und Abrieb von 2 Limetten
    - 3 EL Honig oder ein diabetikerfreundlicher Süßstoff
    - 1 TL Vanilleextrakt

Zubereitung:

1. Für den Boden Nüsse, Datteln und Salz in einem Food Processor zerkleinern, bis eine klebrige Masse entsteht. Die Mischung in eine mit Backpapier ausgelegte Springform drücken und fest andrücken.
2. Für die Füllung Avocados, Frischkäse, Limettensaft und -abrieb, Honig (oder Süßstoff) und Vanilleextrakt glatt pürieren. Die Creme auf den Boden geben und glatt streichen.
3. Den Cheesecake mindestens 4 Stunden oder über Nacht im Kühlschrank fest werden lassen.
4. Vor dem Servieren in Stücke schneiden und genießen.

Nährwerte (pro Portion): Kalorien: 300 | Fett: 20g | Kohlenhydrate: 25g | Protein: 6g

Kokosnuss Blaubeer Eis am Stiel

Zubereitungszeit: 15 Min. | Gefrierzeit: 4 Std. | **Portionen:** 6

Zutaten:

- 400 ml Kokosmilch
- 2 EL Ahornsirup oder ein diabetikerfreundlicher Süßstoff
- 1 TL Vanilleextrakt
- 150 g Blaubeeren

Zubereitung:

1. Kokosmilch, Ahornsirup (oder Süßstoff) und Vanilleextrakt in einer Schüssel verrühren.
2. Blaubeeren hinzufügen und vorsichtig unterheben.
3. Die Mischung in Eisformen füllen und Holzstiele einsetzen.
4. Mindestens 4 Stunden im Gefrierfach fest werden lassen, bevor sie serviert werden.

Nährwerte (pro Portion): Kalorien: 180 | Fett: 15g | Kohlenhydrate: 10g | Protein: 2g

Gewürzter Kürbis Pudding

Zubereitungszeit: 10 Min. | **Kochzeit:** 15 Min. | Kühlzeit: 2 Std. | **Portionen:** 4

Zutaten:

- 500 g Kürbispüree (frisch oder aus der Dose, ohne Zuckerzusatz)
- 400 ml Mandelmilch
- 3 EL Speisestärke
- 3 EL Ahornsirup oder ein diabetikerfreundlicher Süßstoff
- 1 TL Zimt
- ½ TL Muskat
- ¼ TL Nelken

Zubereitung:

1. Mandelmilch in einem Topf erhitzen, aber nicht kochen lassen. Speisestärke einrühren, bis keine Klümpchen mehr vorhanden sind.
2. Kürbispüree, Ahornsirup (oder Süßstoff), Zimt, Muskat und Nelken hinzufügen. Unter ständigem Rühren kochen, bis die Mischung eindickt.
3. Den Pudding vom Herd nehmen und in Dessertschalen füllen.
4. Mindestens 2 Stunden im Kühlschrank kühlen, bevor serviert wird.

Nährwerte (pro Portion): Kalorien: 150 | Fett: 3g | Kohlenhydrate: 25g | Protein: 2g

Geröstete Mandeln mit Kakao und Zimt

Zubereitungszeit: 5 Min. | **Kochzeit:** 10 Min. | **Portionen:** 4

Zutaten:

- 200 g Mandeln
- 2 EL Kakaopulver (ungesüßt)
- 1 TL Zimt
- 1 EL Kokosöl, geschmolzen
- Stevia oder ein anderer diabetikerfreundlicher Süßstoff nach Geschmack

Zubereitung:

1. Den Ofen auf 180°C vorheizen und ein Backblech mit Backpapier auslegen.
2. Mandeln mit geschmolzenem Kokosöl vermischen. Kakaopulver, Zimt und Süßstoff hinzufügen und gut vermengen.
3. Die Mandeln gleichmäßig auf dem Backblech verteilen und etwa 10 Min rösten.
4. Abkühlen lassen und in Portionen aufteilen.

Nährwerte (pro Portion): Kalorien: 220 | Fett: 20g | Kohlenhydrate: 8g | Protein: 8g

Himbeer Chia Konfitüre

Zubereitungszeit: 10 Min. | Ruhezeit: 30 Min. | **Portionen:** 4

Zutaten:

- 250 g frische oder gefrorene Himbeeren
- 3 EL Chiasamen
- 2 EL Ahornsirup oder ein diabetikerfreundlicher Süßstoff
- 1 TL Vanilleextrakt

Zubereitung:

1. Himbeeren in einem Topf bei mittlerer Hitze erwärmen, bis sie zu zerfallen beginnen.
2. Vom Herd nehmen und Chiasamen, Ahornsirup (oder Süßstoff) und Vanilleextrakt unterrühren.
3. Die Mischung abkühlen lassen, bis sie eindickt (etwa 30 Min), dann im Kühlschrank lagern.

Nährwerte (pro Portion): Kalorien: 100 | Fett: 3g | Kohlenhydrate: 15g | Protein: 3g

Zubereitungszeit: 10 Min. | **Kochzeit:** 0 Min. | **Portionen:** 4

Zutaten:

- 500 g griechischer Joghurt (niedriger Fettgehalt)
- Schale von 1 Zitrone
- 2 EL Ahornsirup oder ein diabetikerfreundlicher Süßstoff
- 150 g frische Blaubeeren
- 50 g gehackte Walnüsse

Zubereitung:

1. Griechischen Joghurt mit Zitronenschale und Ahornsirup (oder Süßstoff) verrühren.
2. Eine Schicht Joghurt in ein Glas geben, dann eine Schicht Blaubeeren und eine Schicht gehackte Walnüsse.
3. Die Schichten wiederholen, bis die Gläser voll sind.
4. Sofort servieren oder bis zum Verzehr kühlen.

Nährwerte (pro Portion): Kalorien: 200 | Fett: 10g | Kohlenhydrate: 18g | Protein: 12g

Kapitel 4: Diabetes im Alltag managen

Körperliche Bewegung und Aktivität

Die Integration von körperlicher Bewegung in das tägliche Leben stellt eine fundamentale Säule in der Handhabung und Kontrolle des Diabetes dar. Es ist ein Irrglaube, zu denken, dass die Diagnose Diabetes das Ende eines aktiven Lebensstils bedeutet. Ganz im Gegenteil, regelmäßige körperliche Aktivität kann nicht nur die Blutzuckerwerte verbessern, sondern auch das allgemeine Wohlbefinden steigern und zur Gewichtsregulation beitragen.

Es bedarf keiner marathongleichen Ausdauer oder der Kraft eines Gewichthebers, um die positiven Effekte sportlicher Betätigung zu erfahren. Schon moderate, aber regelmäßige Bewegung kann einen beachtlichen Unterschied machen. Wichtig ist es, eine Aktivität zu wählen, die Freude bereitet, denn nur so lässt sich eine langfristige Routine etablieren. Ob Spaziergänge in der Natur, Radfahren, Schwimmen oder Tanzen – die Möglichkeiten sind so vielfältig wie die Landschaften unseres Planeten.

Die Herausforderung liegt oft in der Konsequenz. Es empfiehlt sich, allmählich zu beginnen und die Intensität sowie Dauer der körperlichen Betätigung Schritt für Schritt zu steigern. Ein guter Anfang könnte ein täglicher Spaziergang von 30 Minuten sein, der langsam zu einer intensiveren Form der Bewegung wie Joggen oder Radfahren ausgebaut wird. Die Einbindung in den Alltag spielt eine entscheidende Rolle – so könnte der Weg zur Arbeit mit dem Fahrrad zurückgelegt oder die Treppe statt des Aufzugs genutzt werden.

Die Auswirkungen von regelmäßiger Bewegung auf den Blutzuckerspiegel sind nicht zu unterschätzen. Durch die erhöhte Muskelarbeit während der Aktivität wird Glukose effizienter in Energie umgewandelt, was zu einer Verbesserung der Insulinsensitivität führt. Dieser Mechanismus unterstützt die Regulierung des Blutzuckerspiegels nicht nur unmittelbar während der Bewegung, sondern auch Stunden danach. Es ist allerdings ratsam, vor und nach der sportlichen Betätigung den Blutzucker zu messen, um Hypoglykämien oder unerwartete Blutzuckerschwankungen zu vermeiden.

Ein individueller Trainingsplan, abgestimmt auf die persönlichen Präferenzen und medizinischen Voraussetzungen, ist empfehlenswert. Ein solcher Plan sollte nicht nur die Art und Intensität der Bewegung definieren, sondern auch Rücksicht auf die aktuelle Stoffwechsellage und mögliche Komplikationen nehmen. Die Konsultation mit einem Arzt oder einem spezialisierten Diabetestrainer kann wertvolle Einblicke und Zubereitungen bieten, um den größtmöglichen Nutzen aus der körperlichen Aktivität zu ziehen, ohne die Gesundheit zu gefährden.

Die Verbindung von Bewegung und Natur bietet zudem eine hervorragende Möglichkeit, den mentalen Stress des Alltags zu reduzieren. Die frische Luft, das Grün der Bäume und das sanfte Plätschern eines Baches können wahre Wunder für die Seele bewirken. Es ist eine Zeit, in der nicht nur der Körper, sondern auch der Geist eine Pause vom hektischen Tagesgeschehen findet. Diese Momente der Ruhe und Entspannung sind essentiell, um die Herausforderungen, die ein Leben mit Diabetes mit sich bringt, zu meistern.

Umgang mit emotionalen Herausforderungen

Die Diagnose und das langfristige Leben mit Diabetes können eine Quelle für Stress, Frustration und sogar Depression sein. Die kontinuierliche Überwachung des Blutzuckerspiegels, die Einhaltung einer spezifischen Diät und die regelmäßige körperliche Betätigung erfordern eine enorme Disziplin und Selbstkontrolle. Diese Anforderungen können zu emotionalen Belastungen führen, die ohne angemessene Strategien und Unterstützung schwer zu bewältigen sind.

Ein offener Dialog mit Familie, Freunden und medizinischem Fachpersonal kann eine wesentliche Stütze sein. Es ist wichtig, die eigenen Gefühle und Sorgen zu teilen und nicht zu versuchen, alles alleine zu bewältigen. Professionelle psychologische Unterstützung kann ebenfalls von unschätzbarem Wert sein, um Strategien zur Stressbewältigung und emotionalen Regulation zu entwickeln.

Des Weiteren kann die Teilnahme an Selbsthilfegruppen oder Foren, in denen Erfahrungen mit anderen Betroffenen ausgetauscht werden können, eine Quelle der Ermutigung und des Verständnisses sein. Zu erkennen, dass man nicht allein ist und dass andere ähnliche Herausforderungen meistern, kann sehr beruhigend wirken und die Motivation stärken.

Es ist auch wichtig, kleine Siege zu feiern und sich für die Bemühungen und Erfolge im Umgang mit der Krankheit zu belohnen. Ob es nun die Erreichung eines Blutzuckerziels, die Konsistenz in der körperlichen Aktivität oder einfach nur ein Tag ist, an dem man sich gesund und energiegeladen fühlt – jede positive Erfahrung sollte anerkannt und gewürdigt werden.

Schließlich sollte man sich bewusst machen, dass Perfektionismus im Umgang mit Diabetes nicht das Ziel sein kann. Es wird Tage geben, an denen nicht alles nach Plan läuft, und das ist in Ordnung. Wichtig ist, aus diesen Erfahrungen zu lernen und Strategien zu entwickeln, um zukünftig besser damit umgehen zu können. Die Akzeptanz, dass Schwankungen Teil des Lebens mit Diabetes sind, hilft dabei, den Druck zu reduzieren und einen gesünderen Umgang mit der Krankheit zu pflegen.

Kapitel 5: Über die Ernährung hinaus: Ein ganzheitlicher Lebensstil

Schlaf und Wohlbefinden

In der Welt, in der wir leben, wird der Schlaf oft als Luxus betrachtet, den man sich leisten kann, wenn alle anderen Tagesordnungspunkte abgehakt sind. Doch für Menschen mit Diabetes ist ein erholsamer Schlaf kein Luxus, sondern eine Notwendigkeit, die eine wesentliche Rolle für das allgemeine Wohlbefinden und die Krankheitsbewältigung spielt. In diesem Kapitel werden wir die tiefe Verbindung zwischen Schlaf und Wohlbefinden erkunden und erörtern, warum dieser Aspekt für einen ganzheitlichen Lebensstil unabdingbar ist.

Schlaf, oft als der beste Mediziner gepriesen, ist ein Zustand, in dem der Körper sich regeneriert und der Geist zur Ruhe kommt. Während dieser Ruhephase vollzieht der Körper wichtige regenerative Prozesse, die sowohl die physische als auch die psychische Gesundheit unterstützen. Für Menschen mit Diabetes ist ein ausreichender und qualitativ hochwertiger Schlaf besonders wichtig, da er direkt die Blutzuckerregulation und die Insulinempfindlichkeit beeinflussen kann.

Eine unzureichende Schlafdauer oder -qualität kann zu einer Beeinträchtigung der Glukosetoleranz führen und das Risiko für die Entwicklung einer Insulinresistenz erhöhen. Darüber hinaus kann Schlafmangel den Appetit und die Hungerhormone beeinflussen, was zu einem erhöhten Verlangen nach hochkalorischen, zuckerreichen Nahrungsmitteln führt und so die Blutzuckerkontrolle weiter erschwert.

Die Bedeutung eines regenerativen Schlafs geht jedoch über die physiologischen Aspekte hinaus. Ein Mangel an Ruhe kann sich auch negativ auf die Stimmung, die kognitive Funktion und die allgemeine Lebensqualität auswirken. Müdigkeit, Reizbarkeit und eine verringerte Stressresistenz sind nur einige der emotionalen und mentalen Konsequenzen, die aus unzureichendem Schlaf resultieren können. Diese Zustände können die Fähigkeit eines Menschen, effektiv mit seiner Diabeteserkrankung umzugehen, erheblich beeinträchtigen.

Es stellt sich die Frage: Wie kann man einen erholsamen Schlaf fördern und sicherstellen, dass man Nacht für Nacht die notwendige Ruhe findet? Die Antwort liegt in der Schaffung und Aufrechterhaltung einer gesunden Schlafhygiene. Dazu gehört die Einrichtung eines beruhigenden Abendrituals, das den Körper und Geist auf den Schlaf vorbereitet. Maßnahmen wie das Dimmen der Lichter, das Ausschalten elektronischer Geräte eine Stunde vor dem Schlafengehen und entspannende Aktivitäten wie das Lesen eines Buches oder das Hören von sanfter Musik können hilfreich sein.

Auch die Gestaltung des Schlafumfeldes spielt eine entscheidende Rolle. Ein kühles, dunkles und ruhiges Schlafzimmer kann den Schlaf fördern. Die Investition in eine bequeme Matratze und hochwertige Bettwäsche kann ebenfalls zur Verbesserung der Schlafqualität beitragen.

Die Regelmäßigkeit des Schlafplans ist ein weiterer wichtiger Faktor. Das Einhalten fester Schlafens- und Aufwachzeiten, auch an Wochenenden, hilft dabei, die innere Uhr des Körpers zu synchronisieren und die Schlafqualität zu verbessern.

Für Menschen mit Diabetes ist es zudem ratsam, den Blutzuckerspiegel vor dem Schlafengehen zu überprüfen und sicherzustellen, dass dieser im Zielbereich liegt. Extreme Schwankungen des Blutzuckerspiegels während der Nacht können den Schlaf stören und zu Unterbrechungen führen.

Stressabbau und Achtsamkeit

Das Streben nach einem ausgeglichenen Lebensstil führt uns unweigerlich zur Auseinandersetzung mit dem Thema Stressabbau und Achtsamkeit – wesentliche Elemente, die in direkter Verbindung mit unserem Wohlbefinden und unserer Gesundheit stehen. Insbesondere für Menschen, die mit Diabetes leben, kann der bewusste Umgang mit Stress und die Praxis der Achtsamkeit entscheidende Faktoren sein, um die Krankheit effektiv zu managen und die Lebensqualität zu verbessern.

Stress ist eine natürliche Reaktion unseres Körpers auf Herausforderungen und Anforderungen des Alltags. In moderaten Dosen kann Stress durchaus positive Effekte haben, wie die Steigerung unserer Leistungsfähigkeit und Motivation. Doch anhaltender, chronischer Stress wirkt sich negativ auf den Körper aus und kann bei Menschen mit Diabetes zu Schwankungen des Blutzuckerspiegels führen. Die ständige Alarmbereitschaft des Körpers im Stresszustand führt zur Freisetzung von Stresshormonen wie Cortisol und Adrenalin, die den Blutzucker erhöhen und die Insulinempfindlichkeit verringern können.

Die Kunst liegt also darin, wirksame Strategien für den Stressabbau zu finden und zu praktizieren. Achtsamkeit – das bewusste Wahrnehmen des gegenwärtigen Moments ohne Wertung – hat sich als eine effektive Methode erwiesen, um Stress zu reduzieren und das allgemeine Wohlbefinden zu fördern. Achtsamkeitsbasierte Praktiken wie Meditation, Yoga oder einfache Atemübungen können helfen, den Geist zu beruhigen, die Gedanken zu ordnen und ıne tiefere innere Ruhe zu finden.

Die Praxis der Achtsamkeit erfordert keine komplizierten Techniken oder viel Zeit. Schon wenige Minuten täglich können einen Unterschied machen. Beginnen kann man beispielsweise mit einer einfachen Atemübung: bewusst einatmen, einen Moment innehalten und langsam ausatmen. Diese Art der fokussierten Atmung hilft, den Geist zu zentrieren und den Körper zu entspannen. Es ist ein einfacher, aber kraftvoller Schritt, um den Moment bewusst zu erleben und Stress zu reduzieren.

Yoga vereint körperliche Haltungen, Atemtechniken und Meditation zu einer ganzheitlichen Praxis, die nicht nur die Flexibilität und Körperkraft fördert, sondern auch zur mentalen Klarheit und Entspannung beiträgt. Die sanften Bewegungen und das bewusste Atmen in Verbindung mit Yoga können besonders vorteilhaft für Menschen mit Diabetes sein, indem sie Stress abbauen, die Blutzirkulation verbessern und zur allgemeinen Stabilisierung des Blutzuckerspiegels beitragen.

Ein weiterer Aspekt des Stressabbaus und der Achtsamkeit ist das Führen eines Tagebuchs. Das Aufschreiben von Gedanken, Gefühlen und täglichen Erlebnissen kann eine therapeutische Wirkung haben. Es ermöglicht eine Reflektion über persönliche Erfahrungen und Gefühle, hilft bei der Identifizierung von Stressauslösern und fördert ein tieferes Verständnis der eigenen Bedürfnisse und Reaktionen.

Nicht zu vergessen ist die Bedeutung von sozialen Kontakten und Beziehungen. Der Austausch mit Familie, Freunden oder anderen Betroffenen kann emotional entlasten und einen positiven Effekt auf das Stressniveau haben. Die Unterstützung und das Verständnis, das man in der Gemeinschaft findet, sind unbezahlbar und tragen maßgeblich zum emotionalen Gleichgewicht bei.

Kapitel 6: Navigation im Gesundheitssystem und soziale Unterstützung

Zusammenarbeit mit Gesundheitsfachkräften

Im Labyrinth des Gesundheitssystems den Weg zu finden, kann eine Herausforderung darstellen, besonders wenn man mit einer chronischen Erkrankung wie Diabetes konfrontiert ist. Eine Schlüsselrolle auf dieser Reise spielt die Zusammenarbeit mit Gesundheitsfachkräften. Dieses Kapitel taucht tief in die Kunst und Wissenschaft der effektiven Kommunikation und Kooperation mit Ärzten, Diabetologen, Ernährungsberatern und weiteren medizinischen Betreuern ein.

Die Basis einer erfolgreichen Behandlung und Betreuung bei Diabetes liegt in der tragfähigen und vertrauensvollen Beziehung zwischen Patienten und Gesundheitsfachkräften. Es ist ein Dialog, der auf Offenheit, Respekt und gegenseitigem Verständnis fußt. Doch wie baut man eine solche Beziehung auf und was macht sie aus?

Zunächst ist es entscheidend, dass man als Patient aktiv in den Behandlungsprozess eingebunden ist. Dies bedeutet, gut informiert zu sein, Fragen zu stellen und Bedenken zu äußern. Eine Liste mit Fragen und Anliegen zu erstellen, bevor man einen Termin wahrnimmt, kann dabei helfen, nichts Wichtiges zu vergessen und die zur Verfügung stehende Zeit optimal zu nutzen.

Die Rolle des medizinischen Fachpersonals besteht darin, zuzuhören, Informationen verständlich zu vermitteln und gemeinsam mit dem Patienten einen individuellen Behandlungsplan zu entwickeln. Es ist eine Partnerschaft, in der beide Seiten aktiv beitragen. Der Facharzt bietet sein Fachwissen an, während der Patient seine täglichen Erfahrungen und Beobachtungen einbringt.

Eine solche dynamische Zusammenarbeit ermöglicht es, Therapieziele realistisch zu setzen und anzupassen. Es geht nicht darum, unrealistische Perfektion zu erreichen, sondern um praktikable Strategien, die in das tägliche Leben integriert werden können und die Lebensqualität verbessern. Die regelmäßige Überprüfung und Anpassung des Behandlungsplans ist ein wesentlicher Bestandteil des Prozesses, da sich sowohl die Bedürfnisse des Patienten als auch die verfügbaren medizinischen Optionen im Laufe der Zeit ändern können.

Die digitale Technologie bietet neue Möglichkeiten zur Unterstützung dieser Partnerschaft. Digitale Gesundheitsanwendungen, Telemedizin und Online-Sprechstunden bieten flexible Alternativen zu traditionellen Praxisbesuchen und ermöglichen eine kontinuierliche Betreuung, unabhängig von Zeit und Ort. Diese Tools können die Kommunikation erleichtern, den Zugang zu medizinischer Versorgung verbessern und eine regelmäßige Überwachung des Gesundheitszustands unterstützen.

nnoch ist es wichtig, die menschliche Komponente nicht zu vernachlässigen. Empathie, Verständnis und die persönliche Beziehung zwischen Patient und Arzt können nicht vollständig durch Technologie ersetzt werden. Das persönliche Gespräch, in dem Sorgen und Ängste ausgedrückt werden können, bleibt ein unverzichtbarer Bestandteil der Betreuung.

Um die bestmögliche Unterstützung zu erhalten, ist es förderlich, ein Netzwerk aus verschiedenen Gesundheitsfachkräften aufzubauen. Neben dem Hausarzt und dem Diabetologen können beispielsweise Ernährungsberater, Psychologen und spezialisierte Pflegekräfte wertvolle Beiträge zur umfassenden Betreuung leisten. Jeder dieser Experten bringt spezifisches Wissen und Fähigkeiten ein, die dazu beitragen können, die Herausforderungen des Diabetesmanagements besser zu bewältigen.

Ressourcen und Gemeinschaften

Die Unterstützung durch Familie und Freunde spielt eine entscheidende Rolle im Umgang mit Diabetes. Ein unterstützendes Umfeld kann dazu beitragen, den Stress zu reduzieren, die Motivation zu steigern und die Einhaltung des Behandlungsplans zu verbessern. Familie und Freunde können eine wichtige Rolle bei der Bewältigung emotionaler Herausforderungen spielen und dabei helfen, das Selbstbewusstsein zu stärken.

Darüber hinaus gibt es zahlreiche gemeinnützige Organisationen und Selbsthilfegruppen, die Menschen mit Diabetes eine Plattform bieten, um sich auszutauschen, Wissen zu teilen und Unterstützung zu erhalten. Diese Gruppen ermöglichen es Betroffenen, sich mit anderen in ähnlichen Situationen zu verbinden, Erfahrungen auszutauschen und sich gegenseitig zu ermutigen. Sie bieten auch Zugang zu wertvollen Ressourcen wie Bildungsmaterialien, Veranstaltungen und Beratungsangeboten.

Ein weiterer wichtiger Aspekt sind digitale Communities und Online-Foren, die Menschen mit Diabetes die Möglichkeit bieten, sich über das Internet zu vernetzen und Informationen auszutauschen. Diese virtuellen Gemeinschaften sind oft rund um die Uhr verfügbar und bieten eine Vielzahl von Themen und Diskussionen, die speziell auf die Bedürfnisse von Menschen mit Diabetes zugeschnitten sind. Sie bieten eine Plattform für den Austausch von Erfahrungen, Tipps und Ratschlägen und können so eine wertvolle Ergänzung zu persönlichen Treffen und Unterstützungsgruppen sein.

Neben der emotionalen Unterstützung bieten Ressourcen und Gemeinschaften auch praktische Hilfe und Informationen zur Bewältigung des Alltags mit Diabetes. Dies kann den Zugang zu finanzieller Unterstützung, Versicherungsleistungen, medizinischen Geräten und Dienstleistungen sowie zu Schulungen und Workshops umfassen. Der Austausch von Erfahrungen und bewährten Praktiken kann dazu beitragen, neue Strategien zur Krankheitsbewältigung zu entdecken und das Selbstmanagement zu verbessern.

Es ist wichtig anzumerken, dass Ressourcen und Gemeinschaften nicht nur für Menschen mit Diabetes von Bedeutung sind, sondern auch für ihre Familien und Betreuer. Sie bieten eine Möglichkeit für Angehörige, sich zu informieren, sich zu vernetzen und Unterstützung zu erhalten, um ihren geliebten Menschen bestmöglich zu unterstützen.

Schlussfolgerung

In der Schlussfolgerung dieses umfassenden Werkes über das Management von Diabetes im Alltag stehen nicht nur die Erkenntnisse und Empfehlungen im Vordergrund, sondern auch die Hoffnung auf eine bessere Zukunft für alle Betroffenen. Die Behandlung und Betreuung von Diabetes ist eine komplexe Aufgabe, die ein ganzheitliches Herangehen erfordert.

Ein zentraler Punkt, der in diesem Buch immer wieder betont wurde, ist die Bedeutung einer gesunden Lebensweise. Die richtige Ernährung, regelmäßige Bewegung und der Umgang mit Stress spielen eine entscheidende Rolle bei der Kontrolle des Blutzuckerspiegels und der Vermeidung von Komplikationen. Indem wir auf eine ausgewogene Ernährung achten, aktive Bewegung in unseren Alltag integrieren und achtsam mit unserem Körper umgehen, können wir dazu beitragen, die Lebensqualität zu verbessern und das Risiko von Folgeerkrankungen zu reduzieren.

Darüber hinaus ist die Zusammenarbeit mit Gesundheitsfachkräften von großer Bedeutung. Ärzte, Diabetologen, Ernährungsberater und weitere Experten spielen eine wichtige Rolle bei der Entwicklung und Umsetzung eines individuellen Behandlungsplans. Die Partnerschaft zwischen Patient und Arzt ist entscheidend für den Erfolg der Therapie und erfordert Offenheit, Vertrauen und gegenseitigen Respekt.

Auch die soziale Unterstützung und der Austausch in Gemeinschaften spielen eine bedeutende Rolle im Leben von Menschen mit Diabetes. Die Unterstützung von Familie, Freunden und Gleichgesinnten kann einen entscheidenden Beitrag zur emotionalen Stabilität und zum Wohlbefinden leisten. Gemeinschaften und Ressourcen bieten nicht nur praktische Hilfe, sondern auch eine Plattform für den Austausch von Erfahrungen und Informationen.

Es ist wichtig anzuerkennen, dass Diabetes eine Herausforderung darstellt, die nicht zu unterschätzen ist. Es erfordert Engagement, Disziplin und die Bereitschaft, Veränderungen im Lebensstil vorzunehmen. Doch es ist auch wichtig zu betonen, dass Diabetes kein Hindernis für ein erfülltes und aktives Leben darstellen muss. Mit den richtigen Werkzeugen, Unterstützung und einer positiven Einstellung ist es möglich, den Diabetes zu managen und ein erfülltes Leben zu führen.

In diesem Buch wurden verschiedene Aspekte des Diabetesmanagements beleuchtet, von der Ernährung über Bewegung bis hin zur Zusammenarbeit mit Gesundheitsfachkräften und der Nutzung von Ressourcen und Gemeinschaften. Es ist mein Wunsch, dass die Leser dieses Buches nicht nur wertvolle Informationen erhalten haben, sondern auch inspiriert wurden, aktiv an ihrem eigenen Wohlbefinden zu arbeiten und die Kontrolle über ihre Gesundheit in die Hand zu nehmen.

Scannen Sie den QR-Code

Oder kopieren Sie diesen URL und fügen Sie ihn ein

https://shorturl.at/tAFSo